NOUVELLE PRATIQUE
DE FERRER LES CHEVAUX,

Afin de les rendre fermes ſur le pavé ſec, de rétablir les mauvais pieds & conſerver les jambes.

Avec un détail des Abus qui ſe commettent dans la Maréchallerie.

Par le Sieur LAFOSSE, *Maréchal des Petites Ecuries du Roi.*

Nouvelle Edition augmentée.

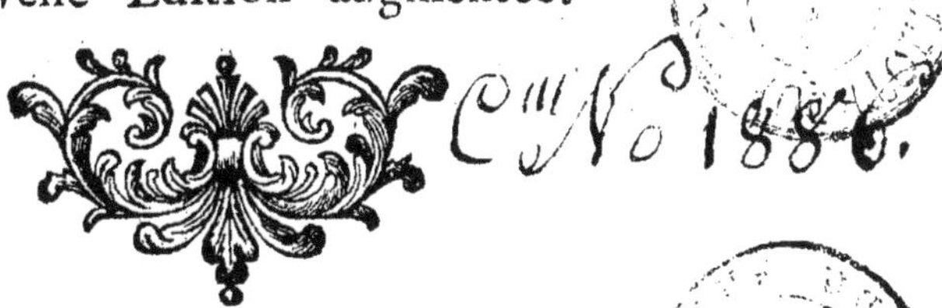

A PARIS,

Chez GUILLAUME DESPREZ, Imprimeur & Libraire ordinaire du Roi, rue S. Jacques, à S. Proſper & aux trois Vertus.
HOCHEREAU l'aîné, Quai de Conti, à la deſcente du Pont-neuf, au Phenix.

M. DCC LVIII.

Avec Approbation & Privilège du Roi.

FAUTES A CORRIGER.

PAGE 5. ligne 1. d'aneincissement, *lisez d'amincissement.* P. 8. l 4. contenture, *lis. contexture. Ibid.* l. 20. & 21. répentant, *lis. répétant. Ibid.* l. 24. gonflemens de nerfs &, *lis gonflement de nerfs, &c.* P. 13. l. 10. l'extersion, *lis. l'extension.* P. 17. l. 23. arterens, *lis. artères.* P. 28. l. 13. se contrarient, *lis. la contrarient* P. 37. l. 29. la puser, *lis la panser.* P. 41. l. 7. de l'ame, *lis. de lame.* P. 42. l. 26. il faut un fer il faut en ajustant le fer le vouter, *lis. il faut un fer vouté de maniere qu'il ne porte point sur la solle.* P. 45. l. 22. ne pouvant, *lis. ne peuv nt.* P. 46. l. 22. sur, *lis. sec.* P 59. l 10. solleidet, *lis. solleisel.* P. 63. l. 2. dès ce moment, *lis. je resolus dès ce moment.* P. 65. l. 12. fissu, *lis. tissu. Ibid.* 17. montade, *lis. montande.* P. 70. l. dern. soleiset, *lis. solleisel.* P. 75. l. 2. on ne denerfe, *lis. on denerfe. Ibid.* l. 11. qui prennent leur origine de leur attache à la partie inférieure ont l'os frontal, *lis. qui prennent leur origine & leur attache au dessous des yeux ont, &c.* P. 82. l. dern. Gavache, *lis. Ganache.* P 84. l. penult. du précieux animal, *lis. du plus précieux animal.* P. 92. l. 14. s'exfolée, *lis. s'exfolie. Ibid.* l. 16. l'équille, *lis. l'esquille. Ibid.* l. 22. l'éguille, *lis l'esquille.* P. 93. l. 17. le, *lis. se.* P. 95. l. penult. accroissanr, *lis. à croissant.*

NOUVELLE PRATIQUE DE FERRER LES CHEVAUX,

Afin de les rendre fermes ſur le pavé ſec, de rétablir les mauvais pieds & conſerver les jambes.

Avec un détail des Abus qui ſe commettent dans la Maréchallerie.

Par le Sieur LAFOSSE, *Maréchal des Petites Ecuries du Roi.*

Nouvelle Edition augmentée.

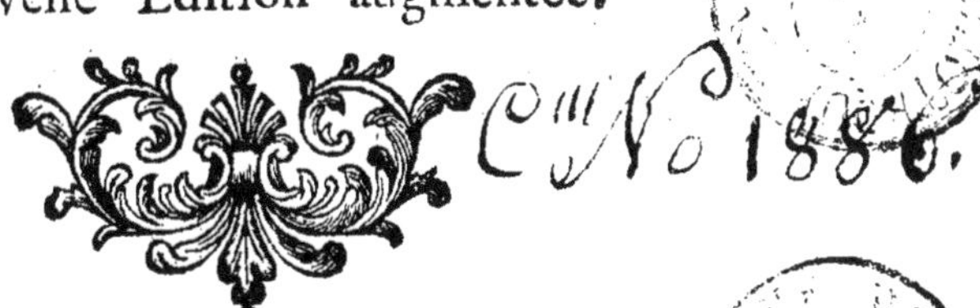

A PARIS,

Chez { GUILLAUME DESPREZ, Imprimeur & Libraire ordinaire du Roi, rue S. Jacques, à S. Proſper & aux trois Vertus.
HOCHEREAU l'aîné, Quai de Conti, à la deſcente du Pont-neuf, au Phenix.

M. DCC LVIII.

Avec Approbation & Privilége du Roi.

FAUTES A CORRIGER.

PAGE 5. ligne 1. d'aneinciſſement, *liſez d'amincißement.* P. 8. l 4. contenture, *liſ. contexture. Ibid.* l. 20. & 21. répentant, *liſ. répétant. Ibid.* l. 24. gonflemens de nerfs &, *liſ gonflement de nerfs, &c.* P. 13. l. 10 l'exterſion, *liſ. l'extenſion.* P. 17. l. 23. arterens, *liſ. artères.* P. 28. l. 13. ſe contrarient, *liſ. la contrarient* P. 37. l. 29. la puſer, *liſ la panſer.* P. 41. l. 7. de l'ame, *liſ. de lame.* P. 42. l. 26. il faut un fer il faut en ajuſtant le fer le vouter, *liſ. il faut un fer vouté de maniere qu'il ne porte point ſur la ſolle.* P. 45. l. 22. ne pouvant, *liſ. ne peuv nt.* P. 46. l. 22. ſur, *liſ. ſec.* P 59. l 10. ſolleidet, *liſ. ſolleiſel.* P. 63. l. 2. dès ce moment, *liſ. je reſolus dès ce moment.* P. 65. l. 12. fiſſu, *liſ. tiſſu. Ibid.* 17. montade, *liſ. montande.* P. 70. l. dern. ſoleiſet, *liſ. ſolleiſel.* P. 75. l. 2. on ne denerfe, *liſ. on denerfe. Ibid.* l. 11. qui prennent leur origine de leur attache à la partie inférieure ont l'os frontal, *liſ. qui prennent leur origine & leur attache au deſſous des yeux ont, &c.* P. 82. l. dern. Gavache, *liſ. Ganache.* P 84. l. penult. du précieux animal, *liſ. du plus précieux animal.* P. 92. l. 14. s'exfolée, *liſ. s'exfolie. Ibid.* l. 16. l'équille, *liſ. l'eſquille. Ibid.* l. 22. l'éguille, *liſ l'eſquille.* P. 93. l. 17. le, *liſ. ſe.* P. 95. l. penult. accroiſſanr, *liſ. à croiſſant.*

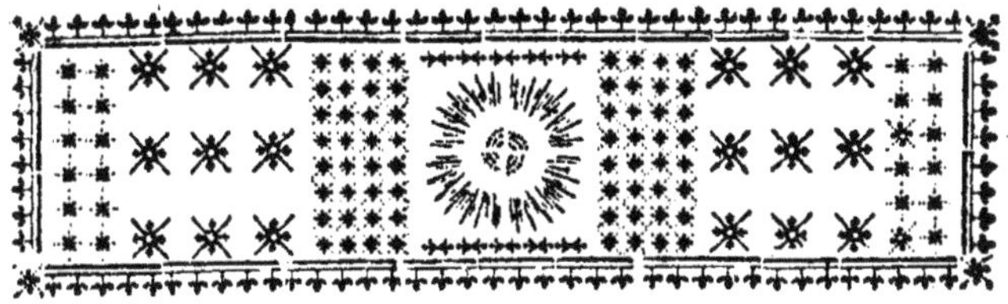

PREFACE.

TOus les Arts doivent s'apprendre par principes, ſans quoi l'on ne doit point eſpérer d'y réuſſir. L'Art dont l'objet eſt la conſervation des Chevaux, ces animaux ſi utiles & ſi précieux à la Société, a été excepté juſqu'ici de cette Méthode, & n'a été traité & exercé que par routine. Les erreurs & les pratiques pernicieuſes qui ont été les conſéquences de cette négligence, ne le prouvent que trop. Mon zèle pour le bien public, l'amour de ma Profeſſion, & auſſi les fautes meurtrières que j'avoue avoir faites, m'ont engagé à m'appliquer à l'étude de l'Anatomie du Cheval. J'y ai travaillé avec toute l'attention dont je ſuis capable, & je m'eſtimerai heureux ſi le ſuccès répond à mes vûes.

Quant à l'utilité qu'en pourroient recevoir mes Confreres; la vérité & le bien public, me forcent de faire une distinction entr'eux. Les uns consommés dans une longue pratique & éclairés par le bon sens, profiteront avec plaisir de ces connoissances qu'ils auroient acquises eux-mêmes, si par hazard ou par goût ils eussent pris les mêmes peines que moi. Les autres faute de réflexion & d'ailleurs invétérés dans la routine & aveuglés par elle, boucheront toujours leurs oreilles à la vérité, sous prétexte que c'est une nouveauté, comme si le progrès des Arts, ne supposoit pas toujours des découvertes, & que sont des découvertes sinon des choses nouvelles? Il ne s'agit donc pas de l'ancienneté ou de la nouveauté, mais de la vérité qui se prouve par l'expérience.

Cette nouvelle Méthode de Ferrer, est le fruit de mon attention à étudier la structure & le mécanisme du pied du

Cheval, ce qui m'engage à exhorter les peres & meres & autres ayant la direction de jeunes gens qu'ils destinent à notre profession, de leur faire cultiver l'Anatomie, ainsi que la Médecine générale. Si ceux de mes Confreres qui ont prétendu réfuter ma Ferrure eussent eu quelque connoissance de l'Anatomie du pied du Cheval, ils ne seroient pas tombés dans les bévues & les mauvais raisonnemens dont leur prétendue réponse est remplie.

Si dans mes commencemens j'avois suivi cette Méthode d'apprendre par principes, comme j'en use à l'égard de mon Fils, je ne serois pas tombé dans les fautes que j'ai commises, c'est aussi pour éviter cet inconvénient au public, & à mon fils, que je lui donne l'éducation qu'il eût été à souhaiter que j'eusse reçue.

APPROBATION.

J'Ai lu par ordre de Monſeigneur le Chancelier un Manuſcrit intitulé : *Obſervations & découvertes ſur les maladies des Chevaux, avec une nouvelle Pratique ſur la Ferrure, &c. par M.* LA FOSSE, *Maréchal des Ecuries du Roi ;* & je n'y ai rien trouvé qui en puiſſe empêcher l'impreſſion. A Paris ce 20. Mai 1753.

MORAND, *Cenſeur Royal.*

PRIVILEGE DU ROI.

LOUIS, par la grace de Dieu, Roi de France & de Navarre : A nos amés & féaux Conſeillers les Gens tenans nos Cours de Parlement, Maîtres des Requêtes ordinaires de notre Hôtel, Grand-Conſeil, Prévôt de Paris, Baillifs, Sénéchaux, leurs Lieutenans Civils & autres nos Juſticiers qu'il appartiendra, SALUT. Notre amé le Sieur DE LA FOSSE, Nous a fait expoſer qu'il déſireroit faire imprimer & donner au Public un Ouvrage qui a pour titre, *Traité des accidens qui arrivent dans le ſabot du Cheval, avec un Supplément ſur le Traité de la maladie de la Morve, qui a été imprimé en* 1749. *enrichi de planches Anatomiques, par le Sieur de la Foſſe*, s'il Nous plaiſoit lui accorder nos Lettres de Permiſſion pour ce néceſſaires. A CES CAUSES, voulant favorablement traiter l'Expoſant, Nous lui avons permis

& permettons par ces présentes de faire imprimer ledit Ouvrage autant de fois que bon lui semblera, & de le faire vendre & débiter par tout notre Royaume, pendant le tems de trois années consécutives, à compter du jour de sa date des Présentes : Faisons défenses à tous Imprimeurs, Libraires & autres personnes, de quelque qualité & condition qu'elles soient, d'en introduire d'impression étrangere dans aucun lieu de notre obéissance ; à la charge que ces Présentes seront enregistrées tout au long sur le Registre de la Communauté des Imprimeurs & Libraires de Paris, dans trois mois de la datte d'icelles ; que l'impression dudit Ouvrage sera faite dans notre Royaume & non ailleurs, en bon papier & beaux caracteres, conformément à la feuille imprimée attachée pour modèle sous le contre-scel des Présentes ; que l'Impétrant se conformera en tout aux Réglemens de la Librairie, & notamment à celui du 10. Avril 1725. qu'avant de l'exposer en vente, le Manuscrit qui aura servi à l'impression dudit Ouvrage sera remis dans le même état où l'Approbation y aura été donnée ès mains de notre très-cher & féal Chevalier, Chancelier de France, le Sieur Delamoignon, & qu'il en sera ensuite remis deux Exemplaires dans notre Bibliothéque publique, un dans celle de notre Château du Louvre, un dans celle de notredit très-chel & féal Chevalier, Chancelier de France, le Sieur Delamoignon, & un dans celle de notre très-cher & féal Chevalier, Garde des Sceaux de France, le Sieur De Machault, Commandeur de nos Ordres, le tout à peine de nullité des Présentes : du contenu desquelles vous mandons & enjoignons de faire jouir ledit Exposant & ses ayans cause, pleinement & paisiblement, sans souffrir qu'il leur soit fait aucun trouble ou empêchement: Voulons que la copie des Présentes, qui sera imprimée tout au long au commencement ou à la fin dudit Ouvrage, foi soit ajoûtee comme à l'Original. Commandons au premier notre Huissier ou Sergent sur ce requis, de faire pour l'exécution d'icelles tous Actes requis & nécessaires, sans demander autre permission, & nonobstant clameur de haro, charte Normande & Lettres à ce contraires. CAR tel est notre plaisir. DONNÉ à Versailles, le douzieme jour du mois d'Août, l'an de grace mil sept cent cinquante-quatre. Et de notre Regne le trente-neuviéme. Par le Roi en son Conseil, PERRIN.

Registré sur le Registre XIII. de la Chambre Royale des Libraires & Imprimeurs de Paris, N°. 408. fol. 318. conformément au Réglement de 1723. qui fait défense, Art. IV. à toutes personnes de quelque qualité qu'elles soient, autres que les Libraires & Imprimeurs, de vendre, débiter & faire afficher aucuns Livres pour les vendre en leurs noms, soit qu'ils s'en disent les Auteurs ou autrement; & à la charge de fournir à la susdite Chambre neuf Exemplaires de chacun prescrit par l'Art. CVIII. du même Réglement. A Paris, le 20. Août 1754.

Signé, DIDOT, *Syndic.*

DIFFERENTES

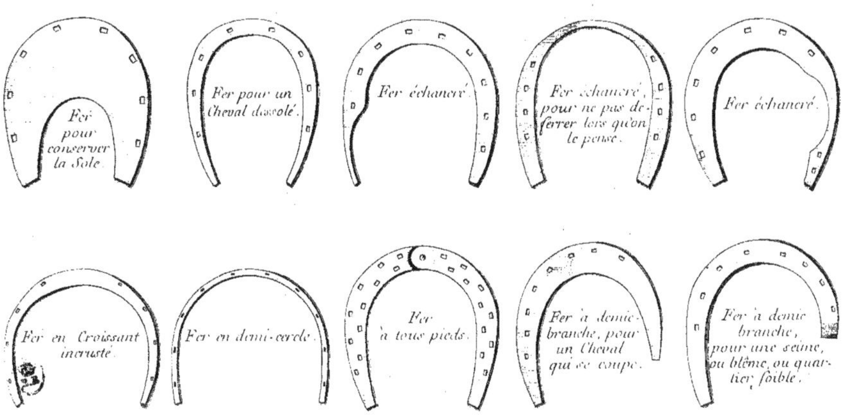
Fer pour conserver la Sole.
Fer pour un Cheval dessolé.
Fer échancré.
Fer échancré, pour ne pas deferrer lors qu'on le pense.
Fer échancré.
Fer en Croissant incrusté.
Fer en demi-cercle.
Fer à tous pieds.
Fer à demie-branche, pour un Cheval qui se coupe.
Fer à demie branche, pour une seime, ou blême, ou quartier foible.

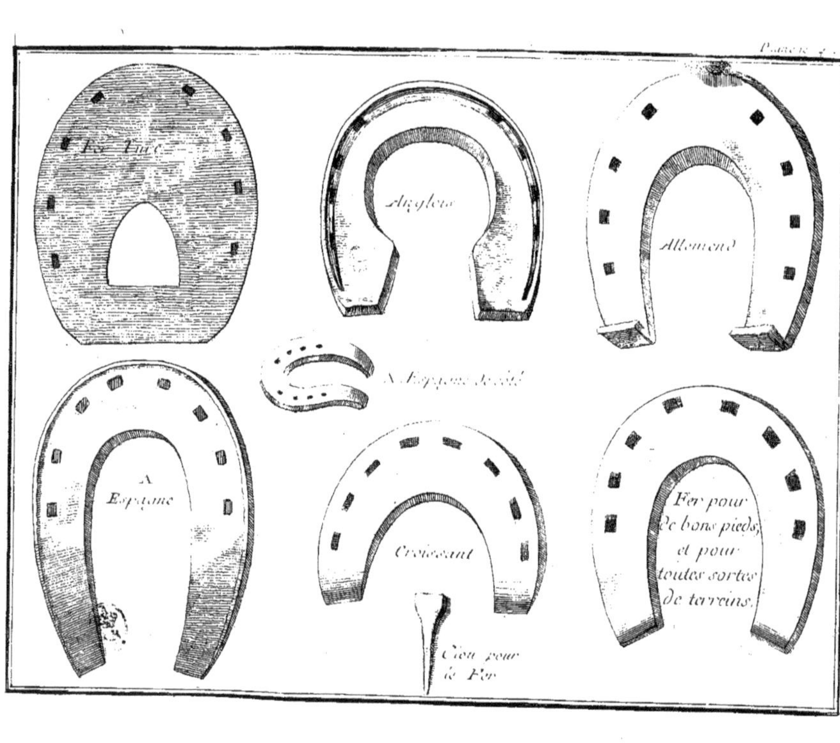
Fer Turc
Anglois
Allemand
A Espagne
Croissant
Fer pour de bons pieds, et pour toutes sortes de terreins.
Clou pour le Fer

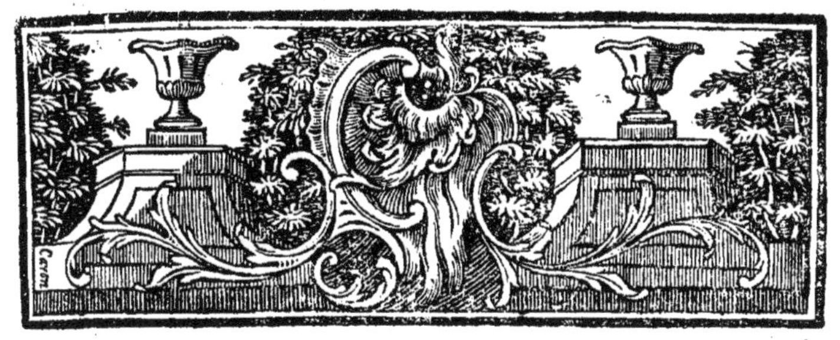

DIFFERENTES
PRATIQUES

De ferrer les Chevaux, ſuivant la ſtructure du pied, les différens terrains ſur leſquels ils marchent, & les avantages qui en réſultent.

QUI SONT:

1°. UE le Cheval gliſſe moins ſur le pavé ſec ou plombé, ſoit en reculant ſoit en deſcendant, l'hyver ou l'été.

2°. La ſureté du Cavalier, de ne point gliſſer du tout ſur le pavé ſec d'hyver & d'été ſoit en montant les montagnes, ſoit à la deſcente.

3°. La conſervation des pieds.

4°. La conſervation des jambes.

5°. L'agrément des mouvemens & des reſſorts que le Cavalier reſſent.

IL eſt queſtion de mettre du fer ſous les pieds des Chevaux & ſeulement pour les leur conſerver. Je penſe celui qui l'a imaginé ne l'a pas fait dans l'idée de les chauſſer pour plaire à l'œil. Cependant chacun ſe pique de les bien parer.

Chaque pays chaque pratique différente de ferrer les Chevaux. Comme mon deſſein n'eſt pas d'en examiner en détail les vices ou la perfection, je rapporterai briévement ce qui ſe fait à ce ſujet dans divers pays, afin que le Lecteur puiſſe juger de combien la ferrure d'aujourd'hui s'approche ou s'éloigne de la bonne & ſaine pratique.

Dans le Nord, on cramponne tous les Chevaux à deux & trois crampons par fer.

En France, on tient les fers tout unis, quelques-uns par fantaiſie y mettent des crampons.

En Angleterre, on ne les cramponne point, les fers ſont minces des bords & la voute bien forte; les éponges larges & fortes, & les clous enchaſſés dans une rainure.

En Eſpagne, les éponges ſont minces & rabatues en partie ſur les côtés des talons; les fers y ſont extrêmement bordés.

En Turquie, les talons & la ſole ſont couverts par une plaque qui leur ſert de fer, on y ménage une petite ouverture pour laiſſer paſſer une partie de la fourchette. Toutes ces ſortes de fers ſont repréſentés dans la planche.

Quant à la maniere de parer les pieds dans ſes différents pays, elle differe ſeulement du plus ou du moins.

En Amérique, on ne ferre pas les pieds des Cheveaux ; on rogne la corne parce qu'elle pouſſe trop, comme à nous les ongles ; mais on ne pare point le dedans du pied.

On remarquera au ſujet des crampons, que, nos Anciens en mettoient aux pieds de devant comme aux pieds de derriere. Il n'y a pourtant point de traité qui en parle, mais on voit attaché ſur la porte de l'Egliſe de Saint Severin, nombre de fers à deux crampons qui ſont aſſurément d'avant le dernier ſiecle. Il y en a qui ont ſervi & d'autres qui ſont neufs. On ſent bien que cette ferrure étoit celle d'uſage dans ce tems-là.

Depuis nombre d'années on a banni les crampons pour y ſubſtituer des fortes éponges ; mais les Maréchaux un peu habiles en ayant reconnu l'abus les tiennent aujourd'hui égales aux fers.

Tout le monde a cru bien faire & le croit encore : en ne changeroit pas ſa méthode pour une autre. Les Etrangers amateurs de la Cavalerie qui viennent ici, en ſont une preuve. Preſque tous amenent à leur ſuite un

Maréchal de leur pays dans la persuasion où ils sont, que leur pratique à cet égard est préférable à la nôtre ; mais nous leur rendons bien la mauvaise opinion qu'ils ont de nos Maréchaux, en usant de la même précaution quand nous voyageons chez eux.

Il ne faut pas croire que ce soit à la différence du terrein, comme je l'ai quelquefois oui dire; qu'est dûe celle du ferrage, puisque nous voyons ici des Chevaux ferrés à l'Angloise, à l'Allemande & à l'Espagnole &c. marcher sur notre terrein ni mieux ni plus mal que ceux qui le sont à la Françoise ; mais seulement que cette pratique n'est guere meilleure dans un pays que dans un autre & que par tout elle est moins une affaire de raisonnement que de fantaisie & d'habitude.

Le ferrage n'a pû être envisagé par celui qui le premier l'a mis en usage, que comme un préservatif & une défense, tant pour la muraille que pour la sole: or il n'a pû y mettre la condition de parer la solle, je ne dis pas à notre excès, mais en aucune façon, puisque ç'eut été agir contre son principe & détruire son ouvrage.

Cette précaution n'a pû être recommandée que dans le cas où la corne seroit raboteuse & que le fer ne porteroit pas par tout également ce qui lui ôteroit de sa solidité: dans ce cas c'est raison, mais autrement ç'eut été contradiction & absurdité.

L'air dans cet état d'aneinciſſement pénétre & deſſeche la ſole au point, que ſi on n'a pas ſoin de l'humecter quand l'animal eſt dans un lieu ſec, elle ſe reſſerre & preſſe la ſole charnuë, enſorte même que ſi quelque tems après on vouloit parer de nouveau la ſole de corne, il ne ſeroit pas poſſible de le faire, attendu ſa ſéchereſſe & ſon extrême dureté; le boutoir ne pouvant y mordre, de façon qu'elle fait boiter le Cheval.

Mais pourſuivons : quel riſque ne court pas un Cheval qu'on aura preſque deſſolé pour lui avoir trop paré le pied? s'il rencontre des chicots des tais de bouteilles ou des clous, ils lui pénétrent facilement juſqu'à la ſole charnuë, le bleſſe pour long-tems, & l'eſtropie quelquefois pour toujours.

Qu'un Cheval vienne à ſe déferrer, comme cela arrive ſouvent ayant le pied paré de nouveau, il ne fera pas cent pas ſans être boiteux, parce que dans cet état la ſole étant creuſée, le Cheval ne porte que ſur les murailles, qui n'ayant point de ſoutien de la ſole de corne, s'uſent & s'écraſent bientôt par le poids du corps de l'animal; & il s'eſtropiera d'autant plus vîte qu'il rencontrera dans ſon chemin des corps plus durs.

Il n'en eſt pas de même du Cheval à qui on aura laiſſé la ſole dans toute ſa force.

Que le Cheval dans ce cas, vienne à ſe

déferrer la ſole & la fourchette porteront à terre, ſoulageront les murailles de la plus grande partie du poids du corps; & l'animal ainſi pied nud, pourſuivra ſon chemin & arrivera ſain & ſauf.

Il eſt de fait que tous les Chevaux (excepté ceux qui ont les pieds combles, & à qui les fers ſont néceſſaires pour conſerver la ſole), pourroient à la rigueur ſe paſſer d'être ferrés, & ſans en aller chercher un exemple chez les Arabes, les Tartares &c. on le trouve chez nous dans les Chevaux qui travaillent journellement aux campagnes ſans avoir beſoin de fers: mais ſi à ſes ſortes de Chevaux nous mettons nos ſoins à leurs creuſer le pied pour ainſi dire juſqu'au, vif, & à faire une belle fourchette, égale & ſimetriſée? enfin ce que nous appellons en France bien & proprement travaillé, les fers leur deviendroit indiſpenſablement neceſſaires.

Qu'on ſe mette bien dans la tête que plus on parera le pied d'un Cheval, plus on l'expoſera aux accidens: c'eſt le priver en premier lieu d'une défenſe que la nature lui a donné contre les *corps durs & pointus* qu'il court riſque de rencontrer; & en ſecond lieu de l'avantage le plus important, & pour le Cheval, & pour le Cavalier: c'eſt qu'en ne lui parant point la ſole & ne lui donnant de fer que ce qu'il en a beſoin pour conſerver ſa corne, il ne ſera plus ſujet à gliſſer, ni ſur le mauvais pavé d'hyver, ni ſur celui d'été, appellé vulgairement plombé ainſi qu'il va être démontré.

1°. Le faiſant marcher ſur la fourchette & en partie ſur le talon, celle-là ſe trouvant rapée par le frottement qu'elle éprouve ſur la terre & ſur le pavé, s'imprime par le poids du corps, dans les petites cavités & interſtices qu'elle y rencontre.

Par ſa flexibilité elle en prend pour ainſi dire l'empreinte & le contour ; de ſorte que le pied portant en bien plus de parties qui ſe ſoulagent mutuellement en multipliant le point d'appui, elles donnent à l'animal plus d'adhérence au plan ſur lequel il marche. On peut même avancer qu'il acquiert une eſpéce de ſentiment à cette partie par ſa correſpondance à la ſole charnuë, & de celle-ci au tendon; ſentiment que je ne comparerai point à celui que nous éprouvons quand nous marchons pieds nuds : mais ce ſentiment lui ſuffit pour l'avertir à propos du contrepoids qu'il doit donner à ſon corps afin de le tenir en équilibre pour le préſerver des chûtes, entorſes & mémarchures.

Les compreſſions ſi dangéreuſes qui cauſent l'inflammation, comme il eſt dit dans la Diſſertation, (voyez mon Traité d'Obſervation page 25.) ne ſeroient plus à craindre, ſi on laiſſoit la ſole de corne, les arcboutans & la fourchette dans leur entier, par leur liant, leur épaiſſeur, leur flexibilité, leur contenture & le lieu qu'ils occupent, ils ſemblent être uniquement deſtinés par la nature à ſervir de défenſe à la ſole charnuë, comme en particulier la fourchette ſert de couſſinet au tendon d'achilles, le tout afin d'amortir le heurt d'un pavé, d'une pierre ou d'un chicot.

Il faut ſe convaincre encore d'un fait; c'eſt qu'il eſt rare qu'un Cheval marche à ſon aiſe & ne ſe fatigue pas promptement, ſi la fourchette ne porte pas à terre; comme elle eſt le ſeul point d'appui du tendon, ſi vous l'éloignez de la terre en la parant, il arrivera une extenſion outrée de la part du tendon, occaſionnée par la pouſſée de l'os coronaire ſur celui de la noix, comme il eſt dit dans le Traité d'Obſervations, qui ſe répentant à chaque pas que fait l'animal, le fatigue & y cauſe de l'inflammation; de là naiſſent ſouvent les molettes, les engorgemens ou gonflemens de nerfs & qui arrivent après des voyages de long cours ou des courſes rapides. Ces accidens viennent moins de la longueur de la marche, comme on le croit ordinairement, que de la fauſſe pratique de parer la ſole.

La fourchette eſt néceſſaire. Qu'on faſſe

attention que tous les pieds plats, ont les talons bas, & par conséquent peu d'arcboutant; mais la nature pour suppléer à ce défaut, donne une grosse fourchette pour conserver les talons: on ne doit donc pas parer le pied, & on doit bien se garder de creuser les talons. Il faut aussi éviter de trop raper la partie supérieure du sabot, toutes ces méthodes sont autant d'abus qui achevent de détruire les pieds des Chevaux. Le premier abus en creusant les talons, est de détruire la corne qui doit servir d'arcboutant, pour empêcher que les talons & les quartiers ne se resserrent; le second abus en rapant les pieds, est de détruire la force du sabot, & par conséquent de donner occasion à la corne du sabot de se sécher & d'appauvrir en même tems la corne canelée qui s'enclave dans la chair canelée, & pour lors elle cause souvent une inflammation intérieure qui rend le pied douloureux & fait boiter le Cheval.

J'ai souvent parlé à ces amateurs de Cavalerie qui ont un soin particulier de faire parer le pied de leurs chevaux; aucun d'eux n'a pu m'en démontrer ni la nécessité, ni la propriété, enfin convaincus par mes raisons, je n'en ai point tiré d'autres d'eux, sinon que c'étoit un usage établi partout, & qu'il falloit convenir que cela étoit infiniment plus propre.

On penſe que les fortes éponges ſoulagent les talons foibles, d'autant qu'elles ne plient point dans cette idée on releve l'éponge & on laiſſe un vuide entre elle & le talon.

Cependant tout le contraire arrive. 1°. C'eſt le ſabot qui par ſa fléxibilité va trouver l'éponge du fer qui ne plie jamais.

2°. Plus l'éponge eſt épaiſſe & plutôt le talon la rencontre.

3°. Le talon au-lieu d'être ſoulagé ſe trouve comprimé, parce qu'il a toujours le même point d'appui.

J'invite donc tous les amateurs de la Cavalerie à garantir leurs Chevaux autant qu'ils le pourront, de cette prétenduë perfection. On pourroit demander que deviendra la ſole de corne ſi on ne la pare jamais? on craindra peut-être que par ſon accroiſſement le pied du Cheval ne devienne comble: point du tout; car à meſure qu'elle pouſſe, elle deſſeche, s'écaille & tombe en lames.

Je m'étonne qu'on ne ſe ſoit pas aviſé plutôt d'uſer de cette méthode de ferrer; & j'ai encore de la peine à me perſuader que j'en ſois l'inventeur: je croirois bien plus volontiers qu'elle n'eſt que la copie de celle qui a été pratiquée par le premier Artiſte qui a imaginé de donner des fers aux Chevaux. Si mes ſoupçons ſont juſtes, l'oubli qui en a été fait ne prouve rien contre ſa perfection, parce que le bon comme le mauvais n'ont pas plus de droit l'un que l'autte de fixer notre inconſtance ; on ſe laſſe de tout, & celui-ci pour l'emporter ſur celui-là, a imaginé des fers de différentes formes, longueurs & épaiſſeurs, auxquels il n'a pas manqué d'attribuer divers propriétés : la multitude plus crédule qu'inſtruite s'eſt laiſſée perſuader, de là les fers longs, épais, ceux à crampons, puis les fortes éponges enſuite les minces. Il y a apparence que ſi les pauvres animaux pour qui on travailloit, avoient pû dire leur avis, rien de tout cela n'auroit lieu : ils s'en ſeroient tenus à leur ancienne ferrure, qui n'ayant été imaginée que pour conſerver la muraille, n'avoit certainement aucun des inconvéniens de celle d'aujourd'hui.

Avant d'entrer dans le détail de ma méthode, il convient de faire ici quelques obſervations & réflexions générales ſur la marche du Cheval.

Pour que le Cheval ait une démarche aſſurée & facile, il faut qu'il ſoit placé ſur une baſe fixe & ſolide qui ſoutienne le reſte de ſa machine quand elle eſt en mouvement. Or il ne peut trouver ce point d'appui ſi avantageux que quand toutes les parties de ſon pied ſont poſées autant qu'il eſt poſſible ſur le terrain qu'il décrit ; il eſt clair que ſi le Cheval pouvoit marcher ſans fer, il trouveroit cette aſſiette qui le préſerveroit des chûtes fréquentes auxquelles il eſt expoſé. C'eſt pourquoi il ne faut mettre au Cheval, que le volume de fer qui lui eſt néceſſaire pour garantir ſa corne, par conſéquent il ſera non ſeulement inutile, mais même nuiſible de lui en mettre ſous la partie de la corne qui peut ſe conſerver par elle-même, comme eſt celle des talons & de la fourchette : la raiſon en eſt, que cette corne par ſa propre nature, l'empêche de gliſſer ſur le pavé & ſur un terrain dur, ce qui arrive lorſque le pied a un fer qui le couvrant preſque entierement fait l'effet d'un patin.

Le Cheval qui tire appuie premierement ſur la pince, enſuite ſur les deux murailles, puis le talon s'abaiſſe & vient chercher l'éponge du fer.

Le Cheval de ſelle ou qui porte, poſe plus légérement la pince; c'eſt-la ſeule différence : de façon que dans l'un ou dans l'autre cas le point d'appui ne ſe fixe, ni ſur le talon, ni ſur la pince, mais entre les deux : ce qui eſt aiſé à démontrer anatomiquement.

L'os du canon vient ſe repoſer ſur l'os du paturon, celui-ci ſur l'os coronaire, celui-ci vient ſe repoſer ſur l'os du pied & ſur celui de la noix comme il eſt démontré dans nos tables anatomiques.

Par cette diſpoſition on doit remarquer

deux choſes eſſentielles qui éclairent ſur les défauts de la pratique actuelle & ſur les moyens d'y remédier à l'avenir; l'une que l'effort de la péſanteur ne ſe fixe ni ſur la pince, ni ſur le talon, mais entre les deux, l'autre que plus la fourchette ſera éloignée de terre, ou d'un point d'appui quelconque, plus la pouſſée de l'os coronaire ſur l'os de la noix, fatiguera le tendon ſur lequel il appui, par l'exterſion outrée qu'il éprouvera à chaque pas que fera le Cheval. La fourchette doit donc porter à terre autant pour la facilité que pour la ſureté du Cheval dans ſa marche; parce que plus la fourchette eſt groſſe moins les talons portent à terre, & plus ils ſe trouvent ſoulagés, plus auſſi le Cheval marche à ſon aiſe; & le ſeul moyen de lui procurer cette démarche facile, eſt de le ferrer ſuivant la méthode que j'indique, parce que cela détermine le Cheval à marcher ſur ſa fourchette qui eſt le point d'appui naturel du tendon fléchiſſeur.

Avant que de parler de la maniere de ferrer & de faire connoître les défauts de la ferrure actuelle, il eſt bon de faire une courte deſcription des parties qui compoſent le pied du Cheval.

Le pied eſt la partie du Cheval qui ſe trouve la plus expoſée à différens accidens. C'eſt donc à cette partie qu'un Maréchal doit le plus s'attacher. Comment peut-il y parvenir, s'il ne connoît parfaitement la ſtructure & la compoſition des différentes piéces qui ſervent au méchaniſme de ſon action ; Premierement il faut obſerver que dans l'état naturel, le Cheval doit avoir toute l'étendue de ſon pied, placée ſur la ſuperficie du terrein qu'il décrit ; c'eſt par-là que ſon pied devient pour le reſte de ſon corps une baſe ſolide, & que tous ſes mouvemens deviennent aſſurés.

Il ſeroit très-heureux pour cet animal de ſe paſſer du ſecours des fers, qui ne lui ſont utiles que pour la conſervation de la muraille, la nature ayant pourvu au reſte, par la conſtruction originaire du pied.

Le Cheval préſente d'abord à la ſurface de la terre, une boëte concave que l'on nomme ſabot, dans laquelle ſont contenues pluſieurs parties dont les unes ſont molles, & les autres dures.

Il faut obſerver que ce ſabot a deux faces ; une antérieure, convexe, que l'on appelle muraille ; une inférieure que l'on nomme ſole de corne. Cette muraille eſt fibreuſe extérieurement & canelée ou ſillonée intérieurement.

La partie qui ſe préſente la premiere en levant le pied du Cheval, ſe nomme ſole de corne. A cauſe de la différente nature de corne qui la compoſe, nous la diviſerons en trois parties.

La premiere eſt celle qui couvre immédiatement la ſole charnue dans ſa partie interne. Par le ſuc nourricier qu'elle reçoit de cette ſole charnue & qui ſert à la régénérer à proportion que les lames qui la composent s'en éloignent, elle devient plus ſeche, de maniere que lorſqu'elle a pris toute ſa nourriture, le ſurplus ſe deſſéchant & s'attenuant s'en va en écaille; en ſorte qu'on pourroit dire volontiers qu'elle ſe dépouille elle-même d'un vêtement qui eſt inutile à conſerver. Son principal uſage dans cette partie là, eſt de préſerver la ſole charnue des accidens qui pourroient lui arriver, par la compreſſion des corps ſolides qui ſe préſentent continuellement au pied de l'animal.

La ſeconde eſt la partie qui forme les talons, & qui eſt produite par le contour poſtérieur & interne de la muraille qui s'étend des deux côtés de la fourchette pour venir s'unir avec la portion de la ſole dont nous venons de parler: ſa principale fonction eſt de ſervir d'arc-boutant aux deux talons, & d'empêcher qu'ils ne ſe rapprochent l'un de l'autre: cette corne eſt liante, & ne s'écaille pas comme celle qui compoſe le reſte de la muraille parcequ'elle eſt beaucoup plus forte, & qu'elle eſt perpétuellement nourrie par le ſuc qu'elle reçoit de la chair canelée, avec laquelle elle a de l'adhérence: elle ſoutient auſſi le tendon d'achilles,

& sert de secours aux Chevaux à qui la nature n'a pas donné une grosse fourchette.

La troisieme enfin est sa partie moyenne qui est la fourchette ; c'est une corne molasse & compacte, qui prend sa nourriture de la fourchette charnue, & qui est destinée par sa nature à se prêter à ses mouvemens & à la garantir des impressions extérieures. Cette corne se débarasse elle-même des accroissemens inutiles de sa substance, mais d'une différente maniere de l'autre partie de la sole de corne qui se desseche ; parcequ'ayant la nature d'une éponge, & par-là se trouvant toujours imbibée de son suc nourricier, elle s'en va en espece de filandres, telles que seroient les parties d'une éponge qui se dessécheroit. Elle sert aussi à conserver le tendon qui prend son attache à la partie inférieure du pied, & qui se trouve garanti par la fourchette charnue des extensions qui peuvent s'y faire.

Les parties renfermées dans le sabot sont, la chair de la couronne, la chair canelée, la fourchette charnue, la sole charnue, la terminaison des tendons, deux principales arteres, des veines & vaisseaux limphatiques, l'os du pied, l'os de la noix, l'os coronnaire, les ligamens, leurs capsules, des cartilages, & des nerfs.

La chair de la couronne est une chair blanchâtre mamelonnée, située au pourtour de l'os l'os du pied à l'insertion du poil, logée dans une demie gouttiere qui est à la partie supérieure & interne du sabot.

La chair canelée est une chair sillonnée qui s'enchasse avec la corne canelée du sabot; elle est très-adhérente au contour de l'os du pied.

La fourchette charnue est un corps molasse, spongieux, blanc, & en partie insensible, on ne connoît gueres sa composition; elle sert de coussinet & de point d'appui au tendon d'achilles.

La sole charnue est une chair extrêmement dure, coriace, graineuse, adhérente à la partie inférieure de l'os du pied, qui se présente à découvert quand on a enlevé la sole de corne, & qui prend sa nourriture de l'os du pied comme la chair canelée.

Les tendons sont au nombre de deux: savoir l'extenseur qui se termine à la partie supérieure de l'os du pied, & le fléchisseur qui va s'attacher à la partie inférieure & concave du même os.

Les arterens sont des canaux qui partent du cœur, & qui vont se distribuer dans les différentes parties de l'animal pour y porter le sang.

Les veines sont des canaux qui sont destinés à reporter au cœur le reste du sang qui avoit été apporté aux parties par les arteres.

Les vaisseaux limphatiques sont des canaux produits par les arteres, & qui portent aux

différentes parties un ſuc capable de leur donner l'accroiſſement.

L'os du pied eſt un os criblé de petits trous pour le paſſage de pluſieurs vaiſſeaux ; il a la figure d'un croiſſant ; on y remarque trois apophiſes, une antérieure à la partie ſupérieure & convexe où s'attache le tendon extenſeur, & deux aux parties latérales pour l'attache des deux cartilages qui ſe trouvent percés de deux trous pour le paſſage d'une artere & d'une veine qui ſervent à ſa nourriture.

L'os de la noix eſt un os ſitué ſur le tendon fléchiſſeur entre les deux arteres, il reſſemble aſſez bien à une navette. Il a deux ligamens, un qui l'attache avec l'os du pied, & l'autre avec le même tendon, ſur l'os de la noix eſt ſitué l'os coronnaire qui a ſon action ſur lui.

L'os coronnaire approche d'une figure quarrée, & eſt ſitué en partie ſur l'os de la noix & ſur l'os du pied. On y obſerve des inégalités pour l'attache de pluſieurs tendons, & deux petites facettes cartilagineuſes pour recevoir les condyles de l'os du pâturon. Ces os ont des ligamens à leurs parties latérales pour empêcher leur luxation. Ils ont auſſi des capſules dans leſquelles ſont des glandes ſinoviales qui fourniſſent une liqueur mucilagineuſe qu'on appelle ſinovie, qui ſert à lubréfier les articulations.

Pour s'inſtruire des parties dont nous venons de parler ; on peut avoir recours aux planches qui sont dans mon Traité d'Observations.

Comme il n'est pas possible de faire travailler les Chevaux nuds pieds sur le pavé ou sur un terrein dur, sans courir le risque de détruire quelqu'une des parties dont on vient de parler, on a donc été obligé de les ferrer, mais la méthode actuelle leur est tellement nuisible que bien loin de conserver leurs pieds, elle concourt à leur destruction en occasionnant un nombre d'accidens comme je vais le démontrer.

DEFAUTS DE LA FERRURE ACTUELLE.

1re. LES fers longs & forts d'éponge, sont sujets à ne point tenir fermement par leurs poids, & font peter les rivets.

2e. Il faut de gros clous à proportion de la force des fers pour les tenir : ce qui fait éclater la corne ; ou souvent ces grosses lames pressent la chair canelée & la sole charnue, & font boiter le Cheval.

3e. Les Chevaux sont sujets à se déferrer par la longueur des fers ; savoir lorsque le pied de derriere attrape l'éponge du pied de devant, soit en marchant, soit en restant en place & mettant le pied l'un sur l'autre, ou bien entre deux pavés, ou bien dans les barres des portes, ou sur les ponts-levis des villes de guerre, ou bien dans les terres fortes.

4e. Ils marchent lourdement par la pésanteur du poids des fers qui les fatiguent.

5e. Les fers longs & forts d'éponge éloignent la fourchette de terre, & empêchent le Cheval de marcher sur elle. Alors si le Cheval a de l'humeur dans la fourchette il lui viendra un fic ou crapaud, parce que l'humeur séjourne. Ce qu'on évite en ferrant court: le Cheval marchant sur la fourchette, l'humeur se broie, se divise & se dissipe plus facilement, principalement aux pieds de devant, parce que l'animal s'y appuie plus que sur les pieds de derriere.

6e. Les fers longs & forts d'éponge aux pieds qui ont les talons bas, les écrasent & les renversent, les foulent & font boiter le Cheval, quoiqu'on releve l'éponge, & qu'on voie du jour entre l'éponge & le talon en levant le pied; mais dès qu'il est à terre, le talon va chercher l'éponge, parce que le sabot est flexible.

7e. Les fers longs & forts d'éponge lorsque le pied est paré, la fourchette étant éloignée de terre, occasionnent plusieurs accidens, comme la rupture du tendon fléchisseur ou l'extension du même tendon, & la compresſion de la ſole charnue : ce qui n'a encore été connu que depuis que je l'ai remarqué, & que j'en ai fait la découverte, ce qui eſt aiſé à démontrer.

8e. Les fers longs font gliſſer & tomber les Chevaux, parce qu'ils font l'effet d'un patin ſur le pavé ſec tant en hiver qu'en été.

9e. Les fers longs ſont encore nuiſibles, lorſque les Chevaux ſe couchent ſur l'éponge; ce qu'on appelle ſe coucher en vache, parce que pour lors ces ſortes de fers les bleſſent au coude.

10e. Les crampons ſont à ſupprimer ſur le pavé, & ils ne ſont bons que ſur la glace ou ſur une terre graſſe, pour lors les crampons s'inſinuent dans l'une ou dans l'autre & retiennent le Cheval; au lieu que ſur le pavé les crampons gliſſent principalement lorſque le pavé bombe, ce qui eſt très-ordinaire à Paris, parce que le grand nombre des voitures arondit en très-peu de tems les carres des pavés, quand même les pavés ſeroient neufs. Pour peu que le Cheval marchât, les crampons ne dureroient pas plus de 7 à 8 jours, donc il eſt un mois ou 5 ſemaines ſans avoir de crampons, puiſque la ferrure doit durer ſix ſemaines.

11e. Les crampons en dedans ſont ſujets à eſtropier le Cheval en croiſant ſes pieds ſur la couronne, ce qui forme des atteintes encornées.

12ᵉ. Le Cheval avec des crampons ne marche pas à son aise sur le pavé, & se fatigue.

13ᵉ. Le Cheval qui n'a qu'un crampon en dehors, n'a point le pied à plomb, & ce crampon gêne l'articulation de l'os coronnaire qui porte sur l'os du pied; le pied pour lors se trouvant de côté.

14ᵉ. Si le Cheval a le pied paré & qu'il vienne à se déferrer, il ne peut pas marcher qu'il ne s'écrase & ne s'éclate la muraille, & qu'il ne se foule la sole charnue, attendu que la muraille se trouve sans soutien.

15ᵉ. Si les fers sont longs & les talons creusés, les pierres & les caillous se logent entre le fer & la sole, & font boiter le Cheval.

16. Les pieds plats deviennent combles en voûtant les fers pour soulager les talons & la fourchette; parce que plus les fers sont voûtés, & plus aussi la muraille s'écrase & se renverse, principalement le quartier de dedans comme étant le plus foible; pour lors cela fait bomber la sole charnue, c'est ce qu'on appelle oignon, & qui met presque toujours le Cheval hors de service.

17ᵉ. Si la muraille est mince & qu'on voûte les fers, ces sortes de fers pressent tellement les deux quartiers, que l'os du pied & ce qui en dépend se trouvent comprimés. Comme quand nous avons des souliers justes qui nous font boiter. Ces sortes de fers font l'effet d'une pincette ou pour mieux dire d'un étau ; tout nuisibles que sont ces fers, encore faut-il être très-bon Maréchal pour ajuster un fer qui soit bien voûté, & dont les éponges puissent garantir les talons ; & c'est cette méthode qui toute difficile qu'elle est à exécuter, acheve de perdre les pieds plats des Chevaux.

18e. Les pieds parés sont exposés à être plus considérablement blessés par les clous de rue, taissons, chicots, &c.

19e. La sole parée prend plus facilement la terre ou le sable qui forme une espece de mastic entre le fer & cette sole, ce qui foule le pied & fait boiter le Cheval.

20e. La raison pour laquelle il est dangéreux de parer les pieds des Chevaux, c'est que dès que la sole est parée, le Cheval se trouvant dans un endroit sec ; elle se seche par l'air qui la pénétre, qui lui enleve son suc & sa souplesse ; ce qui fait souvent boiter le Cheval.

21e. Une habitude qu'il faudroit détruire ; c'est celle qu'on a d'attendrir la sole de corne, de se servir d'un fer rouge avec lequel on brûle cette sole, afin que le Maréchal & le Palfrenier aient moins de peine, l'un à parer, & l'autre à tenir le pied du Cheval ; mais il en résulte le plus souvent qu'on échauffe la sole charnue, & qu'on rend par conséquent le Cheval boiteux.

22e. Un fer fort que l'on fait porter à chaud, quoiqu'il ne soit pas rouge, est nuisible, tant par rapport à son épaisseur, que parce qu'il arrive que dans l'opinion où est le Maréchal, que ce fer n'est pas assez chaud, il le laisse trop long-tems appliqué, ce qui échauffe tellement le sabot, que la chair canelée qui se trouve desséchée, se détache par la suite de la corne canelée, & fait un vuide entre la sole & la muraille, ce qui fait souvent boiter le Cheval.

23e. Il arrive souvent que pour faire un pied qui plaise à la vûe, on le rogne tellement qu'on le pare jusqu'à la sole charnue, & que la chair se faisant jour à travers la sole de corne la surmonte; c'est ce qu'on appelle une cerise, & cela fait boitet le Cheval quelquefois un espace de tems assez considérable.

24e. Le pied paré est principalement cause que le quartier en dedans se resserre, c'est ce qu'on appelle quartier foible ou quartier serré, ce qui fait boiter le Cheval.

25e. Il arrive aussi qu'un quartier se resserre & même tous les deux, & quelquefois la totalité du sabot. Pour lors le sabot devient plus petit, & gêne toutes les parties intérieures du pied, ce qui estropie le Cheval; accident qui résulte de la parure du pied.

26e. Il résulte encore un autre accident; c'est que quand le quartier se resserre, il fait fendre le ſabot dans ſa partie latérale ; cet accident s'appelle ſême, & le Cheval devient boiteux.

27e. L'habitude de parer les pieds, & ſurtout les talons qui en ſont les arboutans, fait ſerrer les deux talons, & les pieds s'encaſtellent, ce qui rend le Cheval boiteux.

28. C'eſt un abus de raper les pieds des Chevaux ; cela altére le ſabot & forme des ſêmes.

29e. Ce qui doit faire connoître qu'il ne faudroit pas parer les pieds des Chevaux, que cet uſage eſt pernicieux, & que les Maréchaux en abuſent ſouvent ; c'eſt que ſi un Cheval ſe déferre pluſieurs fois en un jour, on ne lui remet pas un autre fer, qu'on n'ait diminué le pied avec le fer rouge, & qu'on n'ait de nouveau paré le pied avec le boutoir ; tant les Maréchaux ont contracté l'habitude de ſe ſervir même par diſtraction de cet outil ; enſorte que le Cheval n'a preſque plus de pied, ſi par malheur cet animal ſe déferre quatre ou cinq fois en un jour. Il eſt vrai qu'il eſt rare que cela arrive : mais comme cela arrive quelquefois, on met le Cheval hors d'état de ſervir en lui détruiſant tout le ſabot, par cette maniere d'uſer ſans diſcernement du boutoir. Ce que j'avance eſt ſi vrai que j'ai vû des Chevaux qui avoient marché nud pied, dont un des quartiers étoit tellement emporté, que les Chevaux marchoient ſur la ſole charnue, & les Maréchaux pour les referrer, abbatoient le quartier oppoſé. Je leur ai demandé la raiſon pour laquelle ils détruiſoient ce quartier qui avoit encore du ſoutien, & je n'ai pû avoir d'autre réponſe, ſi n'eſt qu'il ne falloit pas qu'un quartier fût plus haut que l'autre, parce que cela étoit d'uſage.

30ᵉ. Un autre défaut, c'eſt la mauvaiſe méthode d'étemper & contrepercer les fers avec des étempes & des poinçons tros gros, enſorte que cela fait un trou extrêmement large, & que ſitôt que des clous ou que les fers ſont un peu uſés, cela ne tient plus à rien. Le fer bat, attendu que la lame du clou ne remplit plus le trou, parce que le clou a une tête qui forme quatre quarres, leſquelles portent ſur le fer & par conſéquent empêchent cette tête de s'enfoncer dans l'étempure.

31ᵉ. On a pour habitude de mettre aux Chevaux qui ſe coupent des fers extrêmement ſorts en branches ou un fort crampon, & cela dans l'idée de rejetter le ſabot en dehors: ils font leur effet dès que le Cheval a le pied à terre, mais dès qu'il leve le pied pour marcher, le pied ſe remet dans ſon à plomb, l'épaiſſeur du fer l'attrape.

32ᵉ. La plûpart des Maréchaux dans la vûe de mieux parer, pouſſent le boutoir juſqu'au ſang; & pour arrêter l'hémoragie de la fourchette, ils y mettent le feu. Cette opération finie, le Cheval revient boiteux à l'écurie : le maître en demande la raiſon, mais inutilement, parce que le Maréchal & le Palfrenier ſont auſſi ignorans, ou plutôt auſſi diſcrets l'un que l'autre ſur cet article.

33e. Il y a des Maréchaux qui croyant remédier aux talons encaſtelés, mettent des fers qu'ils appellent *à la pantouffle ;* ces fers ſont forgés & diſpoſés de façon que le bord du dedans qui regarde la fourchette eſt extrêmement fort, & le bord du dehors très-mince : ils les ajuſtent : enſorte que le Cheval appuyant deſſus, l'épaiſſeur du dedans de l'éponge rencontrant le talon ſur les arboutans, le bord du dehors ne touche que peu à la muraille, à cauſe que l'éponge forme un tâlus de ce côté-là. Le but des Maréchaux eſt d'écarter les talons par ce moyen, mais c'eſt en quoi ils ſe trompent, parce que loin de les écarter, l'épaiſſeur de l'éponge comprimant les arboutans les empêche de profiter, & les reſerre encore davantage.

L'énumération de tant d'accidens qui réſultent de la méthode ordinaire, fait ſentir la néceſſité de les éviter, perſonne de l'art ne peut diſconvenir de ces accidens. La prétendue réponſe faite par une partie des Maréchaux de Paris, au ſujet des trente-trois défauts que j'ai découverts dans la ferrure actuelle en eſt une preuve, car cette prétendue réponſe où ils ont eu deſſein de me réfuter article par article, ne consiste qu'à blâmer mon ouvrage, & en même tems par une contradiction aussi ridicule que manifeste à convenir sans le vouloir de ces mêmes défauts dont je taxe la ferrure ordinaire; qu'ai-je à demander de plus que cet aveu, aussi n'ai-je pas répondu. On voit par cette prétendue réponse qui se vend chez Hochereau quai de Conti, la vérité de ce que j'avance. Il y a plusieurs bon Praticiens qui ont adopté ma méthode & qui la suivent. Ce qu'il y a de singulier; c'est que nombre de Maîtres qui se contrarient l'emploient & surtout à de mauvais pieds qui sont boiteux & cela parce qu'ils réussissent.

DIFFERENTES FERRURES

A mettre en usage, selon la structure du pied sur toutes sortes de terreins.

Pratique de ferrer pour moins glisser.

POur empêcher les Chevaux de glisser sur le pavé sec & plombé, il faut mettre un Fer à croissant, voyez la planche, c'est-à-dire, un Fer qui n'occupe que le pourtour de la pince & dont l'éponge soit mince au bout

& ſe termine au milieu des quartiers ; enſorte que les talons ou la fourchette portent à plomb ſur le pavé tant du devant que du derriere, mais ſurtout des pieds de devant ; parce que le poids du corps du Cheval y eſt plus porté, & plus le fer eſt court, moins le Cheval gliſſe. Si le Cheval a beaucoup de talon, il faut faire entrer les bouts de l'éponge du fer dans la muraille des talons, enſorte que les talons s'aillisſent ; & pour lors ils ſervent de crampons qui ſeront plus ſurs à ne point gliſſer que des crampons de fer, ils s'uſeront moins.

Autre pour les Chevaux qui ont la muraille mince & éclatée.

Il faut que les fers ſoient un peu plus longs, de maniere que l'éponge vienne en s'amincisſant ſur les talons, afin que le bout de l'éponge ne porte pas ſur la muraille parce qu'elle l'écraſeroit, vû ſa foibleſſe.

Autre pour un pied plat qui n'a pas de talon.

Il faut que les fers ſoient auſſi un peu plus longs & que les éponges viennént en amincisſant, à commencer du premier tour du talon juſqu'au bout, enſorte que la fourchette fait pour lors le même effet que fait ſur la glace de vieux chapeau que nous aurions ſous nos ſouliers, qui eſt de les retenir toût court ſur le pavé ſec. Il faut faire attention de ne point parer le dedans du pied, ni la fourchette.

Ferrure pour des pieds combles.

Il leur faut des fers un peu plus longs & plus couverts pour garantir la sole. Si la fourchette est grosse elle fera le même effet que ci-dessus; si elle ne l'est pas il faut mettre le fer un peu plus court, attendu qu'il y aura du talon qui suppléera à la fourchette. Il ne faut pas non plus parer les pieds, si ce n'est une croissance de corne qui nuise à porter le fer, on la peut-ôter sans amincir la sole.

Ferrure à demi cercle pour la sûreté du Cavalier sur le pavé sec & plombé tant l'hyver que l'été, soit en montant les montagnes soit en les descendant au galop sans glisser du tout

Il faut que le demi cercle soit de deux a trois lignes de largeur, sur une ligne & demie d'épaisseur pour que les trous du demi cercle soient faits avec un poinçon & les contrepercer du côté qu'ils sont étampés pour que les clous soient enchassés dans l'étempure. Il faut faire au moins dix trous qui soient petits à proportion afin qu'ils puissent seulement soutenir la muraille, il faut que le fer du demi cercle soit doux.

Il faut abbattre la muraille de ce qu'elle a de trop, comme on a coutume de faire, si ce n'est qu'il faut en laisser un peu davantage pour pouvoir incruſter le demi cercle dans la muraille, il faut pour l'incruſter faire une rainure dans le milieu de la muraille du pied de la profondeur, de l'épaiſſeur du cercle, enſorte qu'il ſoit enchaſſé dans la muraille & que le bord de cette muraille déborde tout-au-tour du demi cercle, pour faciliter cette muraille de porter ſur le pavé, il faut que les deux bouts du demi cercle ſoient incruſtés dans les talons, ce qui produit deux avantages mutuels, l'un que la muraille conſerve le demi cercle qui ſans cela s'uſeroit promptement à cauſe de ſa minceur, & le demie cercle réciproquement empêche la muraille de s'éclater. Cette ferrure eſt avantageuſe pour le Cheval de monture, & l'eſt auſſi au Cheval de trait à cela près qu'elle ne réſiſtera pas ſi longtems. Cependant j'ai vu mon Cheval de chaiſe & d'autres pareils de mes pratiques conſerver cette ferrure pendant trois ſemaines quoiqu'ils marchaſſent tous les jours, à plus forte raiſon ſi le Cheval fait moins d'ouvrages ſa ferrure durera plus longtems. Cependant je dirai qu'il y a une ferrure plus propre aux Chevaux de trait: c'eſt un fer qu'on enclave dans tout le fort de la muraille, néanmoins laiſſe auſſi déborder la muraille dans tout ſon contour, on peut appeller ce fer le croiſſant enclavé, il doit être étampé & extrêmement maigre.

Voyez la planche. Obſervant de ne ſe ſervir de ces deux dernieres ſortes de ferrures qu'aux Chevaux qui ont des pieds forts.

L'uſage de ferrer les Chevaux me paroit bon & utile & même néceſſaire ſur le pavé, mais il s'agit de leur forme & de la maniere de mettre les fers. En effet nous nous trouvons plus agiles, plus adroits quand nous ſommes chauſſés à notre aiſe. Il en eſt de même pour les Chevaux, car un fer long & épais doit faire ſur eux ce que les ſabots font ſur nous; c'eſt-à-dire les rendre lourds, mal adroits & chancelans. Pour en avoir un exemple frapant, il ne s'agit que de jetter les yeux ſur un Cheval de trait lorſqu'il tire une voiture chargée; qu'on ſoit attentif à le regarder un moment on verra les peines & les tourmens que ſouffre cet animal, les pieds n'ayant pas de priſe, c'eſt envain qu'il tente de pincer le pavé; chaque pas n'eſt qu'une gliſſade, pour laquelle il reçoit ſouvent plus d'un coup de fouet qu'il n'a pas mérité. Les reins, la poitrine, les épaules, les jambes, les pieds, tout en ſouffre; tout eſt à la torture: joint à cela la crainte perpétuelle d'être fouetté à chaque pas qu'il fait ſur le pavé où il eſt impoſſible de tirer ferme. Le Cheval ſouffre plus en pareille circonſtance dans une lieue de chemin que s'il faiſoit ſix lieues ayant moins de fer. Les courbatures,

batures, les poulmons enflammés, les fiévres, les fourbures & tous les accidens d'un Cheval forcé, en sont les suites que l'on attribue à bien d'autres causes : mais ce qu'il y a de plus fâcheux c'est que les rosses ne souffrent jamais tant qu'un bon Cheval qui fait tous ses efforts, mais qui pourtant n'est pas plus épargné pour sa bonne volonté.

Ferrure pour les bons pieds & sur toutes sortes de terrein.

Il faut que les fers ne soient pas trop longs, qu'ils ne passent pas les talons; c'est-à-dire que l'éponge soit au commencement de l'arcboutant & que les pieds ne soient point parés tant de devant que de derriere : se contenter d'abbatre seulement de la muraille de ce qu'elle a de trop; & l'abbatre bien uniment, c'est-à dire le pied égal sans vuider le dedans du pied ni parer la fourchette, la laisser saillir si cela se peut, c'est-à-dire qu'elle soit plus haute que le fer; qu'elle puisse porter à terre Il faut que le fer soit égal de force, cependant un peu plus fort & un peu plus couvert à la branche de dehors du pied de devant comme de derriere mince d'éponge. Faire attention de le bien étamper sur la même ligne, c'est-à-dire que les trous n'aillent pas en zigzag & que le fer ne soit pas étampé trop gras, ce qui occasionneroit à piquer le Cheval ou à serrer le pied avec la lame du clou. Il faut que le fer ſoit étampé un peu plus gras en dehors qu'en dedans d'autant qu'il faut que le fer garniſſe un peu en dehors. Ne point relever les fers en les ajuſtant, ne les point trop entôler & ne point les vouter. Il faut qu'ils ſoient preſque à plat, mais il faut auſſi cependant donner un peu d'ajuſture douce, enſorte que la muraille du pied ſe conſerve. Il faut que les fers prennent bien le tour du pied, c'eſt-à-dire que le fer en garniſſe tout le tour, un peu plus en dehors qu'en dedans, il ne faut pas dès qu'on le préſente ſur le pied, l'y tenir longtems depeur de l'échauffer, on peut aller avec cette ferrure ſur une terre graſſe, ou ſur une pelouſe en mettant deux clous à tête haute qui ſerviront à empêcher le Cheval de gliſſer. De même pour un tems de gelée ſur le pavé ou ſur la terre où il y ait du verglas ou de la neige, mettez-y des clous de même ils empêcheront de gliſſer; comme le pavé étant plus dur il convient de mettre trois clous, deux à la branche d'en dehors près l'un de l'autre & un à la branche d'en dedans, cela évitera qu'ils ne ſe décolent.

Pour ferrer un Cheval qui ſoit pinſart des pieds de derriere, c'eſt-à-dire un Cheval qui marche continuellement ſur le bout de ſa pince, ce qui le rend ſujet à ſe déferrer ſouvent. Il faut que le fer ſoit étempé près du talon autant qu'il ſera poſſible ; il faut auſſi faire un fort pinçon au fer en pince, & ne point l'entôler ; il faut que les branches de la voute du fer ſoient renverſées en dedans du pied, comme ſi on vouloit le ferrer en pantoufle ; enſorte que la voute du fer approche la ſole tant que l'on pourra dans toute ſon étendue.

Pour un Cheval qui s'attrape de la pince du pied de derriere ſur les éponges du fer de devant, qui le font déferrer ce qu'on appelle forger, il faut le ferrer de devant en croiſſant.

Il y a des Chevaux qui forgent dans la voute du fer de devant, c'eſt-à-dire au-lieu d'atrapper les éponges il frappe le milieu du fer, pour lors il faut ferrer le Cheval qui forge de cette manieré, en croiſſant de devant un peu plus long ſi l'on veut, & ferrer les pieds de derriere enſorte que la corne déborde en pince. Il faut faire deux pinçons au fer en pince un de chaque côté, à un pouce de diſtance, faire l'éponge mince ; ce forgeage n'eſt point ſujet à ſe déferrer, mais il fait beaucoup de bruit en trotant, & il en fera moins quand la corne débordera attendu que les deux fers ne ſe toucheront point.

Ferrure pour un Cheval qui ſe coupe.

Il faut lui mettre un fer à demi branche en dedans, que cette branche ſoit très mince ſans étempure, abbatre un peu plus du quartier du dedans, parce que le Cheval ayant moins dépaiſſeur de ce côté-là, il ſera moins ſuſceptible de ſe couper.

Ferrure pour un Cheval qui aura une fourchette dont-il ſortira du pus qui ſent mauvais, & qui par la ſuite faute d'y remédier, devient fie ou crapaut.

Pour prévenir cette mauvaiſe ſuite, il faut ferrer le Cheval en croiſſant, que les deux bouts d'éponge ſoient bien minces; abbatre beaucoup du talon ſi il en a, enſorte que la fourchette puiſſe porter à terre pour qu'elle faſſe ſa fonction qui eſt de marcher ſur elle pour y broyer & diviſer l'humeur qui ſe fixe dans cette partie.

Autre ferrure pour un Cheval qui uſe conſidérablement en dehors du pied de derriere ſurtout ce qui arrive parce qu'il s'appuie ſur la branche du fer de ce côté, & tournant le pied à chaque pas qu'il fait, occaſionne un double frotement ſur le terrein.

Il faut pour ces ſortes de Chevaux forger un fer dont la branche ſoit bien forte en dehors & qu'il y ait très-peu de fer en dedans. La branche du dehors couverte & étampée gras, enſorte que le fer garniſſe en hors.

Ce n'eſt qu'à ces ſortes de Chevaux qu'il faut obſerver cette ferrure & c'eſt un abus que quelques Maréchaux commettent de mettre dans les autres cas que celui ci-dessus un fer fort en dehors & foible en dedans, ce qui contre leur intention fait que la branche de dehors s'use davantage que celle d'en dedans, ce qui n'arrivera pas si vous mettez le fer à peu près égal de force, ensorte que la branche de dehors soit un peu plus forte, le Cheval usera uniment. Pour prouver ce que je dis mettez un fer bien fort en dehors à un Cheval qui marche bien, vous vous appercevrez qu'il n'y aura que la branche de dehors d'usée, & si vous ne faites pas le fer plus fort en dehors qu'en dedans le Cheval usera uniment.

Ferrure pour un Cheval qui n'use qu'en pince.

Il faut faire un fer qui n'ait de la force qu'en pince, & le faire diminuant d'épaisseur, jusqu'au deux bouts d'éponge, étamper le fer le plus près de l'éponge qu'on pourra, relever & bien entôler la pince & ne point parer les pieds.

Ferrure pour les fourchettes puantes.

Il se trouve des structures de pied, où on ne peut pas faire porter la fourchette à terre comme on voudroit; pour lors il faut avoir attention dès que l'on ferre de bien parer le pied, surtout les arcboutans pour donner jour à la fourchette à pouvoir la puser. Il faut aussi couper la corne de cette fourchette qui vous paroîtra pourrie & qui doit ſentir mauvais. Il faut que le pied ſoit paré avec le boutoir tous les quinze jours, & pour cela il faut le déferrer & que tous les huit jours on coupe la corne de la fourchette avec un biſtouri, ſans cependant la faire ſaigner. Il faut avoir ſoin de mettre tous les jours à cette fourchette du verd de gris trempé dans du vinaigre que l'on portera avec une petite ſpatule, ſans quoi le fic ſe formera, on peut ferrer un peu plus long & éponges minces. Il faut avoir attention de ne point laiſſer d'humidité ſous le pied & faire marcher ſouvent le Cheval elle ne convient qu'aux fort talon.

Ferrure pour un Cheval qui a des sèmes aux pieds de devant, au quartier de dedans ou en dehors.

Il faut mettre un fer dont la branche ſoit plus courte du côté de la ſème, c'eſt-à-dire un fer à demi branche, voyez la planche des fers, & que l'éponge ſoit mince qu'elle ne paſſe pas la ſème. Il faut abbatre delà muraille à commencer depuis la ſéme juſqu'au talon, enſorte que ce talon ſoit plus bas que l'autre ; ſi c'eſt un pied qui ait le talon foible & qu'il en ait peu, il faut le ferrer en croiſſant en ſorte que la fourchette porte à terre & pour lors la ſème ſera ſoulagée : il y a des Cheveaux ſurtour ceux qui ont la muraille mince, que cette ferrure guérit en marchant, en faiſant néanmoins une ouverture à la partie ſupérieure de la ſème, c'eſt-à-dire à la couronne & la nourriſſant. Il faut obſerver que les sèmes à des murailles fortes ſont plus difficiles, & celles des pieds de derriere encore davantage. Je n'entrerai pas dans un plus grand détail à ce ſujet ſur lequel on doit conſulter les obſervations ſur l'Enciclopédie, de M. Ronden l'aîné, mon confrere.

Ferrure pour un Cheval qui a un quartier ſerré en dedans, c'eſt-à-dire un quarrier dont l'on voit un creux & une eſpéce de rentrée au-deſſous de la couronne, il y en a qui font bomber la ſole du même côté : ſi le quartier & la muraille eſt trop haute il faut en abbatre & ne point parer le dedans du pied. Il faut mettre un fer à demie branche du même côté & que la branche ſoit mince à commencer du premier trou juſqu'au bout de l'éponge & que la branche du dehors ſoit longue & forte. Il faut vouter le fer, & que celle d'en dedans ſoit plate, enſorte que tout le poids du corps porte ſur la voute du fer & ſur la branche d'en dehors enſorte que le pied étant à terre, l'on doit voir la branche du fer en dedans qui ne porte point ſur la terre quoique le Cheval ait ſon pied d'àplomb, on doit pouvoir paſſer une lame de couteau entre le talon & la terre.

Ferrure pour un Cheval qui a un quartier mince & renverſé en dedans du pied & qui aura de ce même côté le talon foible.

Il faut le ferrer comme ci-deſſus à demie branche & ne point toucher au talon, ſi ce n'eſt que la muraille ne ſoit renverſée en dedans du pied : il faut alors avec la corniere du boutoir ôter ce qui ſera rabatu.

Ferrure pour un Cheval qui aura une blême.

Il faut le ferrer à demie branche comme ci-deſſus, enſorte qu'il n'ait point de fer qui preſſe la blême, il faut abbatre du talon & applanir la corne qui couvre la blême.

Ferrure pour un Cheval qui a le talon foible & ſenſible.

Il faut le ferrer à croiſſant, enſorte que la fourchette porte à terre & qu'elle reçoive tout le poids du corps, pour lors les talons ſeront ſoulagés, n'ayant rien qui les gêne ; il ne faut point du tout toucher à la fourchette, & il faut tenir les bouts des éponges minces.

Ferrure pour un pied foible dont la muraille ſoit mince.

Il faut mettre un fer mince, que les éponges viennent juſqu'au bout des talons, enſorte qu'on puiſſe y étamper des trous pour y mettre des clous. Il faut étamper de loin en loin pour que les clous ne faſſent pas fendre la corne ; il faut avoir attention d'abatre toute la mauvaiſe corne, parce que le fer portant ſur elle fait éclater la bonne; d'ailleurs s'il ne portoit point d'àplomb, le fer ne tiendroit pas; ce qu'on entend à l'oreille quand il ſonne le cas en marchant. Il faut que les clous ſoient brochés dans la bonne corne, pour tenir ferme & qu'ils ſoient déliés de l'ame & que les fers ſoient étampés maigres, qu'ils ne ſoient pas voutés, faire une petite ajuſture douce & ne point porter les fers à chaud ſur le pied.

Ferrure pour des Chevaux qui ont été fourbus.

Si la fourbure eſt deſcendue à la couronne aux pieds de devant, ce qu'on appelle cercle, il faut les ferrer avec des fers longs & fortes éponges, attendu qu'ils ne marchent que ſur les talons qui s'uſeroient s'il n'y avoit pas ſous eux du fer. On s'apperçoit de cette fourbure en faiſant marcher le Cheval, il jette les deux pieds en avant ce qu'on appelle marcher en nageant: il ne faut point les parer.

Autre Ferrure pour un Cheval dont la fourbure aura relaché l'os du pied, enſorte que l'os du pied ſera relevé ce qu'on appelle bombé. Cet os fait crever la ſole de corne & la charnue, ce qu'on appelle croiſſant.

Il faut un fer extrêmement couvert en pince, pour garantir cette ſole & que les éponges ne ſoient pas plus fortes que le reſte du fer, enſorte qu'il ne porte point ſur la ſole.

Façon d'ajuſter les fers, il faut un fertier qui ait la bouche unie & ronde; relever les bords du fer en pince en venant gagner la moitié de la branche du fer; que cette ajuſture ſoit relevée avec douceur, c'eſt-à-dire de loin, & que les bornes ne ſoient point relevées tout court. Enſuite donner de bon coup de fertier dans le milieu du fer, les coups de fertier près les uns des autres pour pouvoir refaire une voute douce afin de couvrir la ſole. Il faut être bon ouvrier & avoir le coup de fertier juſte. Il eſt de cette ajuſture comme de l'opération d'un Orfévre, qui d'une plaque fait une gondole & ne le fait qu'avec le marteau peu à peu.

Ferrure pour marcher fermement ſur une glace unie ſans gliſſer & même plus sûrement que ſur aucun terrein.

Il faut des fers à trois crampons, c'eſt-à-dire un à chaque bout du fer & un à la pince: voyez la planche des fers & le fer Allemand, ce que l'on pratique dans le Nord.

Ferrure pour des pieds combles, c'eſt-à-dire qui ont une ſole qui bombe & ſouvent les murailles écraſées & renverſées ſur la ſole.

Il faut un fer, il faut en ajuſtant le fer, le voutés aſſez de maniere qui ne porte point ſur la ſole, qu'il ſoit couvert autant en dedans qu'en dehors & qu'il ne ſoit pas fort & les éponges de la même force. Il faut avoir attention d'étamper les fers maigre & mettre les trous où il y a de la bonne corne au pied. Il faut ajuster le fer comme il est dit pour la ferrure des Cheveaux qui ont été fourbus, dont le pied est surmonté, excepté qu'il faut tenir les éponges plus minces en gagnant les talons, ensorte que la fourchette porte à terre pour soulager le pied, & ne faire porter le fer à chaud que le moins qu'on pourra.

Ferrure pour rétablir des pieds que la ferrure aura gâté & détruit & qu'elle aura rendus combles.

Il faut sçavoir que souvent on rend pied comble, un pied plat par la mauvaise façon de la ferrure.

Commençons par faire voir les défauts de cette ferrure qui ruine les pieds, afin qu'on s'en garantisse.

Voici ce que c'est, on ajuste ces sortes de fers, on les met forts, longs, & l'éponge forte, & on y fait beaucoup d'ajusture; c'est-à-dire que l'on releve les bords du fer tout au tour avec le fertier, & ensuite on monte à Cheval, c'est-à-dire, on met le fer sur le côté & on frappe sur la branche qui est en haut avec le fertier. Voilà ce qu'on appelle monter à Cheval & le fer se ploie & alors le fer qui est ajusté fait une voute, dans son milieu, ce qui empêche qu'il ne porte sur la sole; mais cette maniere de disposer le fer, écraſe & renverſe la muraille, enſorte que la muraille eſt plus baſſe que la ſole c'eſt ce qui fait bomber la ſole ce qu'on appelle pied comble; cette difformité eſt occaſionnée par le fer qui fait effet d'une paire de pincette, imaginez vous que ces pincettes ſoient ouvertes, que là baſe fût en haut, que nous y mettions notre pied, que nous appuyons deſſus, & que plus on appuie & plus il s'enfonce, & qu'en conſéquence plus notre pied eſt ſerré. Il en eſt de même du pied du Cheval qui eſt dans le fer, dont l'effet eſt le même que celui de la pincette & qui reçoit toute la péſanteur du corps du Cheval; & quand ces fers ſont à l'excès il font boiter le Cheval; ce qui eſt de ſingulier, c'eſt que plus il boite plus on voute le fer & cela dans l'idée de ſoulager la ſole & les talons, mais infructueuſement.

Remede pour rétablir ces ſortes de pieds & les faire revenir comme la nature les a donnés.

Il faut mettre un fer mince tout plat ſans ajuſture & que le fer ne porte que ſur la pince & ſur les talons, de façon qu'il ne porte pas ſur la muraille & que l'on voye le vuide entre lui & elle, pour donner aiſance à la muraille de pouſſer il faut attacher le fer à quatre ou cinq clous, ne mettre des clous qu'en pince & point ſur les quartiers, mettre le Cheval en pâture ou au labour, ou à tourner un moulin, ou bien le laisser six semaines ou deux mois à rien faire, & au bout de ce tems les quartiers seront poussés & seront bons. Il faut faire attention quand on le referrera de ne donner d'ajusture au fer que le moins qu'on pourra & de ne point mettre le fer chaud sur le pied, il faut abbattre la pince c'est-à-dire la racourcir & ne point toucher à la muraille, à moins qu'il n'y ait de la corne éclatée qu'il faut ôter. Cette muraille doit être venue de niveau avec la sole ou peu à dire, il faut se garder de parer les pieds de toutes les ferrures ci-dessus & se servir des clous que l'on voit à la planche des fers. Ce clou approchent du clous de bande & est de la forme d'un cône, ensorte que plus on frappe le clou dans l'étampure du fer & plus il entre jusques à son point & pour lors il s'use avec le fer sans se décoler, au-lieu que les clous à tête ne pouvant pas entrer dans l'étampure, attendu leur tête qui porte en partie sur le fer, ce qui les rend par conséquent plus sujets à se décoler & à moins tenir.

Ferrure pour faciliter les pansemens.

Si un Cheval est piqué & que l'on soit obligé de faire ouverture dedans le pied, il faut y mettre un fer mince à qui on aura échancré du côté de la picquure: voyez le fer échancré, pour ne point déferrer chaque fois qu'il faut penser cette plaie ce qui étonne le pied quand on frappe dessus.

Ferrure pour un Cheval nouvellement dessolé qu'on veut ferrer à demeure, dont la sole n'est pas encore dans son état d'épaisseur.

Il faut un fer couvert qui couvre presque toute la sole, qu'il soit mince & mis à froid sur le pied. Voyez le fer couvert.

Ferrure pour un Cheval qui a été dessolé & à qui on aura fait opération dans le pied afin de faciliter le pansement. Voyez dans la planche, le fer de la dessolure.

Quoique cette méthode soit opposée à l'ancienne, plusieurs bons Maîtres Maréchaux, pour rendre droits des Chevaux qui étoient boiteux, ont été contraints de les ferrer de ma façon & ont réussi si bien qu'il la continuent en en voyant le succès; à l'égard de la ferrure, pour ne point glisser sur le pavé sur, une bonne partie des cochers de nos pratiques, font ferrer à croissant, & dès qu'ils l'ont eu essayée & qu'ils ont senti à la main en menant leurs Chevaux sur le pavé, qu'ils étoient plus surs qu'avec la ferrure longue, ils l'ont continuée.

M. le Marquis de Lostange, Colonel de Cavalerie, à qui je parlai au mois d'Octobre 1753 de cette façon nouvelle de ferrer, connoiſſant la ſtructure du pied du Cheval, me dit qu'il la croyoit utile & bonne, & qu'il vouloit qu'on la pratiquât pour ſes Chevaux; en effet il l'a miſe en uſage ſur le pavé plombé comme ſur la glace; & quoique les chemins aient été preſque impraticables cette année 1754, ſes Chevavx n'ont pas bronché: il m'a recommandé de continuer cette même Ferrure.

M. le Comte de Loiges qui avoit en 1754. un Cheval, dont les pieds étoient combles & les talons ſenſibles, & qu'on ne pouvoit ferrer ſans qu'il boitât, & qui étoit obligé de garder long-tems l'écurie, voulût qu'on fit uſage de ma Ferrure à l'égard de ce Cheval. Il vit avec ſatisfaction l'avantage qui en réſultoit; depuis ce tems il a voulu qu'on le ferrât toujours de même, ainſi que ſes autres Chevaux: je pourrois citer encore grand nombre de Chevaux de pluſieurs autres particuliers.

M. le Comte de Binthem, en 1754, ſur le rapport que je lui fis de ma ferrure pour moins gliſſer ſur le pavé ſec, me dit qu'il croyoit bien qu'il n'y avoit que les fers qui faiſoient gliſſer les Chevaux; pour preuve il fit marcher tout l'hyver un de ſes Chevaux de ſelle nu pied & un autre ferré à croiſſant, ſur le pavé & ſur le chemin dur & racorni par les gelées, ſon piqueur a apperçu également dans ſes deux Chevaux plus de liberté

& plus de fermeté ſur leurs jambes, leurs arrêts plus prêts, plus lians & ſans gliſſer, que dans les Chevaux ferrés à l'ordinaire, nouvelle pteuve que le Cheval moins chargé de fer, a plus de ſoupleſſe dans ſes mouvemens, & plus d'attention à choiſir le terrain où il va marcher, & à ſe tenir en équilibre; moins il a de fer, plus le ſabot eſt fléxible, & prend mieux ſon empreinte.

Le préjugé de la ferrure actuelle eſt tel que pluſieurs particuliers, & même les cochers après avoir fait ferrer cinq ou ſix fois leurs Chevaux avec des fers en croiſſant, & être tous convenus que cette ferrure eſt utile & avantageuſe; ces mêmes gens ont voulu qu'on ferrât leurs Chevaux avec des fers un peu plus longs, ſans cependant parer la ſole ni la fourchette; & la raiſon qu'ils ont alléguée pour qu'on mît des fers plus longs à leurs Chevaux, c'eſt qu'on les railloit, parce que, diſoit-on, ces Chevaux paroiſſoient nuds pieds.

Une partie de mes Confreres convient que la ferrure courte & éponge mince, eſt bonne & utile, cependant ils ne la mettent pas en uſage, & cela ſans en donner aucune raiſon qui puiſſe combattre les avantages de la nouvelle ferrure.

D'autres qui penſent de même la pratiquent il eſt vrai, mais ce n'eſt qu'à l'égard des Chevaux qui ont les talons bas & ſenſibles, de

ceux

ceux qui ont des pieds foibles. Par la nouvelle Ferrure ils réussissent à rétablir tous ces Chevaux : je sais cela par leur propre aveu.

Il est visible par leur procédé qu'ils reconnoissent manifestement la supériorité de la nouvelle ferrure, & qu'ils sont bien convaincus que l'ancienne ne seroit pas capable d'opérer le rétablissement que l'autre produit : pourquoi donc n'adoptent-ils pas cette derniere pour les bons pieds auxquels elle seroit infiniment utile, puisqu'elle prévient une infinité d'accidens, comme nous l'avons dit, & que l'expérience le prouve ? C'est qu'ils sont obstinés à ne s'en servir uniquement que quand ils y sont forcés par les circonstances ; hors de-là ils s'en tiennent à l'ancienne routine, soit par la force du préjugé, soit par jalousie ; &c. mais par quelque raison que ce soit, ils s'impliquent eux-mêmes en une contradiction qui ne peut-être quavantageuse à la nouvelle méthode.

De ce qu'on a dit ci-dessus, on doit conclure qu'il faut connoître la cause des accidens qui arrivent aux pieds des Chevaux, que souvent la ferrure occasionne, comme la compression de l'os coronaire sur l'os de la noix jusqu'à présent inconnu.

On ne connoissoit pas non plus la rupture du tendon d'Achille ; la fracture de l'os coronaire & celles de l'os de la noix, maux qu'on a toujours tenté inutilement de guérir, parce qu'effectivement ce sont des maux incurables.

Il est donc essentiel de sçavoir la cause du mal, afin de traiter celui qu'on a espérance de guérir, & de s'épargner les frais de celui où il n'y pas de ressource: il n'est pas moins nécessaire de connoître son sujet, afin de pouvoir décider de ce qui est plus convenable pour le bien du Cheval.

Il n'y a personne qui, pour peu qu'il connoisse la structure du pied, ne convienne que ma méthode de ferrer les Chevaux est la meilleure; & ceux qui ont quelque expérience dans l'art, reconnoîtront la réalité de tous les défauts de la méthode actuelle & des accidens qui en résultent, suivant que je l'ai observé.

Le tems fera connoître sans doute les avantages de la nouvelle ferrure, & détruira toutes les mauvaises plaisanteries de ceux qui ne peuvent se déshabituer de voir les choses toujours au même état que leurs peres les ont vûes, quelque défectueuses qu'elles soient, & nonobstant les avantages évidens & considérables du changement.

Voilà ce que j'avois à dire sur cette nouvelle méthode de ferrer; j'essuie tous les jours bien des contradictions, & il est de mon devoir de répondre en deux mots aux objections qui sont venues à ma connoissance.

PREMIERE OBJECTION.

On dit que cette ferrure foulera le talon, & causera des blêmes.

RE'PONSE. J'ai déja démontré que les éponges ne plient jamais, comme on le pense, que le poids du Cheval force le sabot qui est fléxible à gagner l'éponge; la talon par-là se trouve comprimé comme dans une presse, par conséquent ayant l'éponge courte, il sera moins sujet à des blêmes & foulure par la ferrure courte, parce que le talon n'appuyera que légérement contre le pavé, portant le poids du corps entierement sur le milieu du pied & sur la fourchette.

SECONDE OBJECTION.

Il y en a qui prétendent que les talons s'usent.

RE'PONSE. Pour prouver sans réplique que cela est faux, que le talon ne pourroit jamais s'user jusqu'au vif, & que sa substance est de nature à croître plus qu'elle ne s'use, c'est que l'on est obligé d'en abattre chaque fois que l'on ferre; ce n'est qu'aux Chevaux qui ont le talon fort.

TROISIEME OBJECTION.

On prétend qu'en ne parant pas les talons, on occasionne des blêmes. Je répons que non, parce que les blêmes qui surviennent aux chevaux dont les talons sont forts, n'arrivent que parce qu'ayant paré l'arboutant jusqu'au vif, l'air le pénetre, le prive de son suc, & le seche. Cette sole presse les vaisseaux, & le sang s'extravase, & forme cette rougeur qu'on nomme blême.

Cette espéce de blême ne fait boiter le Cheval que lorsqu'il s'y forme de la matiere, ce qui arrive rarement. Il arrive quelquefois que le quartier se resserre n'ayant pas de soutien, & comprime la chair canelée, & produit cette rougeur.

QUATRIEME OBJECTION.

On dit que la fourchette doit être fatiguée parce que le Cheval marche dessus.

RE'PONSE. Je pourrois à la rigueur en appeller à l'expérience: jamais Cheval ferré à la nouvelle méthode n'a jusqu'aujourd'hui donné la moindre marque de fourchette fatiguée ni de sensibilité, & même je ne crois pas que personne puisse dire avoir vu boiter des Chevaux étant vieux ferrés pour avoir marché sur la fourchette; & on verra que cela n'est guère possible, lorsque l'on réfléchira sur la structure toute particuliere de cette partie, comme je l'ai donnée dans ce Traité: c'est une substance matelassée, spongieuse, fléxible, qui par son ressort naturel céde au poids du corps dans l'instant que le Cheval appuie le pied contre le pavé, & se remet promptement.

Il y a pourtant un cas où un Cheval peut devenir boiteux en marchant ſur la fourchette, mais que l'on ne m'a jamais objecté : c'eſt quand elle eſt dure & ſéche. L'obſervation & l'anatomie du pied m'ont fait voir qu'il pourroit boiter, parce que le Cheval en s'appuyant à terre, force cette partie dure contre l'expenſion du tendon qui s'attache à l'os du pied, & le Cheval pourroit boiter par la grande ſenſibilité de cette partie ; mais ſi j'emporte le petit bout de la fourchette avec le boutoir, il ne doit pas boiter.

CINQUIEME OBJECTION.

On dit que la fourchette ſera plus ſujette à avoir des fils ou des crapaux.

Re'ponse. Cela ne vient qu'à ceux qui ont des humeurs, ſi l'on y remarque de la diſpoſition, on pourra parer la fourchette, & le Cheval marchera ſur les talons, s'ils ſont forts, avec la même ſûreté ſur le pavé plombé.

SIXIEME OBJECTION.

On dit que le nerf ſe fatigue, c'eſt-à-dire que le tendon d'Achille ſe trouve tiraillé, & ſouffre par la courte ferrure, parce que la fourchette porte ſur le pavé.

Re'ponse. C'eſt préciſément tout le contraire.

Voyons les effets du poids du corps ſur

le tendon d'Achille, dans les circonſtances ſuivantes.

Si l'on ferre le Cheval à crampons, en ce cas il ſe trouve une grande diſtance entre la fourchette & le pavé; le poids du corps porte ſur les crampons, la fourchette qui eſt en l'air céde, le tendon s'allonge, & ſi le Cheval fait un mouvement violent & ſubit, la rupture de ce tendon eſt preſque inévitable, parce que la fourchette ne peut pas gagner le pavé pour ſoulager le tendon à qui elle doit ſervir de point d'appui; ſi le tendon ne caſſe pas, le Cheval boitera long-tems par la grande extenſion des fibres qui étoient prêts à ſe rompre.

Si l'on ferre à éponges fortes, la fourchette eſt beaucoup moins en l'air; le poids du corps peut à la vérité forcer la fourchette à gagner le milieu d'un pavé, & par-là ſauver l'extenſion violente du tendon; mais comme l'épaiſſeur des éponges empêche la ſubſtance de la fourchette de porter à terre, de céder & de rentrer en elle-même autant qu'elle en eſt capable par ſa nature, il faut que le tendon ſe caſſe par un pas de ſurpriſe violent & ſubit, toute autre circonſtance égale.

Si l'on ferre ſans éponges, la fourchette qui porte tout le poids du corps du Cheval céde à chaque pas, & rentre par ſon reſſort dans ſa propre ſubſtance: le tendon n'eſt jamais dans un état de diſtraction; ſes fibres ne ſeront pas ſuſceptibles d'une extenſion violente, dans le cas d'un mouvement de ſurpriſe & ſubit.

J'oſe dire d'avance que jamais il n'arrivera rupture du tendon ſur le milieu d'un pavé, & ſi cela arrivoit, ce ne ſeroit que dans le vuide de deux pavés. Deux choſes s'enſuivent clairement de ce que je viens de dire; qu'il peut arriver au tendon d'Achille tous les différens degrés de violences que l'on puiſſe imaginer depuis ſa rupture totale juſqu'à la plus petite diſtraction de ſes fibres qui le font boiter, & que c'eſt de la fourchette ſeule que dépendent tous ces différens dégrés, comme il eſt démontré plus particulierement dans l'hiſtoire de la fracture de l'os coronaire & l'anatomie du pied du Cheval que l'on voit dans le Traité d'Obſervations.

SEPTIEME OBJECTION.

On dit que le Cheval ſera plus ſujet à prendre des clous de rue, & aux autres accidens qui viennent de la piquure de la ſole charnue.

R'EPONSE. Comme on ne pare pas le pied, la ſole de corne ſera toûjours dans toute ſa force, par conſéquent moins ſuſceptible à être percée, que lorſqu'elle eſt extrêmement mince.

HUITIEME OBJECTION.

On dit que le Cheval n'eſt pas chauſſé à ſon aiſe, qu'il a de la peine à marcher, & qu'il doit boiter.

RE'PONSE. Si le Cheval marche avec peine, ou s'il boite, ce ne peut pas être de la ferrure, ſi courte qu'elle ſoit miſe, ſi ce n'eſt par les différens accidens qui arrivent ſouvent à la ferrure ordinaire, & qui peuvent arriver à la nouvelle, qui ſont 1°. le pied trop refermé; 2°. la piquure; 3°. les clous qui ſerrent la chair canelée; 4°. le fer qui porte ſur la ſole; 5°. quand les éponges preſſent ſur des talons foibles; 6°. quand la ſole eſt brûlée; 7°. les coups de boutoir qui auront bleſſé la ſole charnue.

Par ma ferrure j'évite quatre de ces accidens; 1°. que le talon ne ſoit foulé, parçe que je n'y mets point de fer: 2°. je conſerve la ſole à laquelle je ne donne aucun coup de boutoir: 3°. la ſole charnue n'eſt jamais brûlée ni bleſſée par le boutoir, puiſqu'on n'y touche point. Que l'on évite les trois autres accidens ci-deſſus, & je défie que l'on puiſſe faire boiter un Cheval qui a bon pied, ſi court que le fer puiſſe être.

NEUVIEME OBJECTION.

On dit que le Cheval eſt ſujet à ſe déferrer, parce que le fer n'eſt attaché qu'avec de petits clous.

RE'PONSE. Il eſt certain qu'un fer court à petits clous tiendra mieux qu'un fer long à gros clous; qu'il a moins de portée; que le levier eſt plus court, qu'il a encore moins de poids de fer, par conſéquent il fatiguera moins les rivets, & n'écartera point la corne comme un gros clou. De plus j'en appelle à l'expérience. Au reſte, ceux qui ſont ennemis de la nouvelle ferrure, n'ont qu'à mal river les clous, & le Cheval ſe déferrera à leur volonté.

DIXIEME OBJECTION.

On dit que les Chevaux n'ayant point de crampons, ſeront plus ſujets à gliſſer.

RE'PONSE. J'aſſûre que plus le pavé ſera ſec & plombé, & plus la fourchette ou le talon poſera à terre, plus le Cheval aura de fermeté, & il gliſſera beaucoup moins que s'il avoit des crampons, quoiqu'à de fortes deſcentes ou à de forts reculemens. Ce qu'il y a de ſûr, c'eſt que moins il y aura de fer, moins il gliſſera, parce que s'il étoit poſſible qu'il pût s'en paſſer, il ne ſeroit point ſujet aux gliſſades.

Ma nouvelle ferrure, je le répete, n'a contre elle que le préjugé; l'anatomie qui m'a fait connoître la structure du pied m'en a montré tous les avantages, & l'expérience me les a confirmés.

J'espere que par la suite elle sera encore plus goûtée, & que l'on reviendra d'un préjugé qui n'a d'autres fondemens qu'une longue habitude, comme d'une infinité d'erreurs & de mauvaises pratiques qui sont souvent dangéreuses ou inutiles, dont je crois devoir donner un détail pour le bien de la société.

PREMIER ABUS.

L'erreur d'attribuer à la morsure ou piquure de la musaragne, certaine maladie qui vient aux Chevaux, & en conséquence de cette cause imaginaire le mauvais pansement de cette maladie.

Mémoire sur une maladie du Cheval, qu'on attribue pas un préjugé vulgaire à la morsure ou à la piquure de la musaragne.

Il survient subitement au Cheval dans l'écurie, un mal dont il boite & qui se manifeste d'ailleurs par une petite tumeur à la partie supérieure interne de la cuisse, avec dégout, tristesse, abbatement & souvent des frissons; la fiévre, respiration gênée, & la mort s'ensuit de près, si l'on n'y remédie. Presque tout le monde anciennement a attribué & plusieurs attribuent encore cette ma-

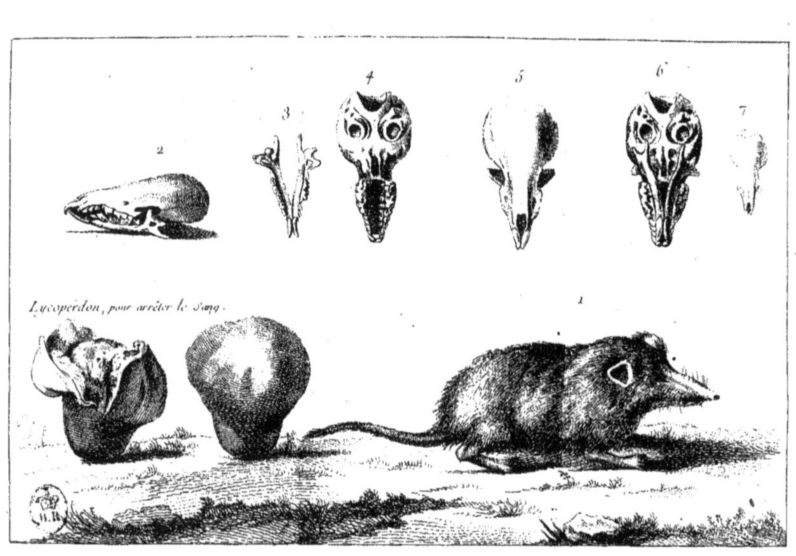
2
3
4
5
6
7
Lycoperdon, pour arrêter le Sang.
1

ladie à la morsure ou piquure de la masaragne * ou musette, petit animal qui approche assez de la figure de la souri & de la taupe, elle a les yeux fort petits & fort couverts & le museau fort allongé. La morsure ou la piquure de cet animal est selon l'opinion vulgaire, vénimeuse & mortelle, il en est parlé dans quelques auteurs.

Voici ce qu'en dit Solleidet, véritable & parfait Maréchal, page 519. Certains animaux faits comme des souris qui sont plus gris & ont le nez long, font mourir les Chevaux quand ils en sont mordus si le secours n'est prompt & bien ordonné, & le Cheval meurt dans deux fois vingt-quatre heures s'il n'est secouru. Pour remede à cette prétendue morsure, il ordonne de mettre si-tôt qu'on s'en apperçoit, les jarretieres avec le ruban de fil large d'un pouce, bien lier au-dessus de l'endroit afin que l'enflure ne puisse passer outre & battre la partie enflée bien fort avec

* Figure 1. est la Musaragne représenté dans sa grandeur naturelle.

Fig. 2. Les deux machoires vues lattéralement.

Fig. 3. La machoire inférieure détachée.

Fig. 4. La tête détachée de sa machoire inférieure vue en dessous.

Fig. 5. La tête vue intérieurement. e in-

Fig. 6. La tête vue inférieurement avec sa machoir férieure.

Fig. 7. est la tête vue dans sa grandeur naturelle.

une branche de groſelier blanc, juſqu'à ce que la partie enflée ſoit toute de ſang à force de la battre, puis la frotter avec de l'orvietan ſans l'épargner à cela & en faire avaller au Cheval en même tems une once par la bouche dans du vin, le lendemain il faut frotter encore avec de l'orvietan en abondance & en donner une demi once au Cheval par la bouche, après quoi dit il, le Cheval ſera en état de guériſon.

Monſieur de Garſaut, nouveau parfait Maréchal, page 228. appelle cette bête Muſaragne, & c'eſt ſon véritable nom, il en a donné la figure gravée; il peut arriver, dit-il, qu'elle morde, ce que je crois aſſez rare, & il ajoute que quand elle a mordu le Cheval, il en eſt ſuffoqué & cela en deux fois vingt-quatre heures. Il ordonne pour remede à ce mal, ſi on s'en apperçoit ſur le champ, de mettre un bouton de feu ou bien de ſuivre le traitement de Soleiſel dont j'ai parlé ci-deſſus.

Voila le ſentiment de ces deux Auteurs ſur la Muſaragne, & les remedes qu'ils indiquent pour une maladie qu'ils n'ont jamais guéri, car ils n'en citent aucun exemple. C'eſt donc ce petit animal à la piquure ou à la morſure duquel on attribue communément le mal que nous avons indiqué.

Ce terrible ennemi des Chevaux qui, ſo-

ſon le public, les pourſuit partout, dont la morſure eſt mortelle; cet animal qui cauſe tant de frayeurs & tant d'inquiétudes aux propriétaires, contre lequel on prend tant de précautions & contre lequel on ne ſe croit jamais en ſureté; je vais démontrer dans ce Mémoire, combien ces frayeurs ſont vaines, qu'elles n'ont point de fondement & que c'eſt une erreur de croire que la maladie dont j'ai fait la deſcription ci-deſſus, vient de la piquure ou de la morſure de la Muſatagne.

Depuis que j'exerce ma profeſſion, j'ai vu quantité de Chevaux attaqués de cette maladie; j'avoue que je les ai traité anciennement ſuivant la méthode ordinaire & que j'ai eu le déplaiſir d'en voir périr un grand nombre entre mes mains, malgré les ſoins que j'y apportois, les derniers ſont un appartenant à M. le Comte de Bouillet premier Aumonier du Roi, un à M. de Beaumont Archevêque de Paris, un autre à l'Hôpital Général, & un autre enfin à M. le Comte de Lorges. La mort ſubite & conſécutive de ces quatre derniers & l'inutilité des remedes qu'on employe ordinairement & que j'avois mis en uſage me firent faire de ſérieuſes réflexions ſur cette maladie, me firent prendre la réſolution de faire des recherches ſur la cauſe & ſur la nature de ce mal.

J'examinai d'abord la ſtructure de la Muſaragne, je remarquai qu'elle ne pouvoit ni piquer ni mordre: qu'elle ne pouvoit pas piquer parce qu'elle n'a point de dard; qu'elle ne pouvoit pas mordre parce que ſa gueule ne peut s'ouvrir que d'une ligne & demi, ou de deux lignes tout au plus; or pour pincer la peau du Cheval dans l'endroit même le plus mince, il faudroit que cet animal pût ouvrir ſa gueule de cinq ou ſix lignes pour ramener la peau & la doubler, ce que cet animal ne peut faire.

Après certe obſervation, je fis apporter chez moi la partie malade du dernier Cheval mort de cette maladie, j'examinai d'abord avec toute l'attention poſſible s'il y avoit ſur la tumeur quelque marque de piquure ou de morſure, je n'en trouvai aucune. J'ouvris enſuite la tumeur, j'y trouvai une grande quantité de vaiſſeaux lymphatiques gros comme une plume à écrire, remplis d'une matiére platreuſe qui les avoit diſtendu à une groſſeur extraordinaire & contre nature; je fis différentes ſections & je vis diſtinctement les trois genres de vaiſſeaux c'eſt-à-dire les artéres, les veines & les vaiſſeaux lymphatiques, ces derniers étant comme je l'ai dit, d'une groſſeur extraordinaire.

De ces obſervations je jugeai que ni la piquure ni la morſure de la Muſaragne, ne pouvoit être la cauſe de cette maladie comme on l'avoit crû jusqu'alors, mais que la cause étoit interne, dès ce moment de traiter différemment le premier Cheval attaqué de ce mal qui me tomberoit entre les mains. Peu de tems après il m'en vint un appartenant à Madame la Marquise d'Aligre, ce Cheval boitoit, on ne voyoit aucune cause apparente de son mal; après avoir examiné le pied & la jambe, je montai plus haut, je sentis au plat de la cuisse, une petite tumeur, à ce sympthome, je reconnus la prétendue maladie de la Musaragne, je voulus profiter des observations que je venois de faire, & remédier à ce mal suivant les idées que m'avoit donné la dissection de cette partie & les remarques que j'y avois faites. Je demandai à Madame d'Aligre, la permission de faire des scarifications, elle me l'accorda, avant de faire l'opérarion j'examinai de nouveau la tumeur, elle s'étoit étendüe en moins d'une heure jusqu'à la mammelle; le Cheval respiroit avec plus de peine & étoit plus abbatu; je lui fis des incisions de près de deux pouces de profondeur sur dix ou douze de longueur; il en sortit des sérosités qui coulerent pendant deux jours, il sortit aussi des vaisseaux lymphatiques, une lymphe coagulée dont ils étoient pleins & extrêmement grossis, je vis aussi de distance en distance, plusieurs cellules remplies de cette même lymphe, je pensai le

Cheval de la maniere dont je parlerai ci-après, il fut guéri & remis au carosse le dix-huitiéme jour.

Dès lors je ne doutai plus que la cause de cette maladie ne fût l'épaississement de la lymphe qui en se coagulant dans les vaisseaux lymphatiques, y causoit un engorgement & une inflammation mortelle; mes conjectures se changerent en certitude; l'inspection du mal m'en fit connoître la cause, & le succès du pansement m'indiqua la nécessité de le continuer.

L'an 1757. le 23 Juillet, M. Joli de Fleuri, Procureur Général du Parlement de Paris, m'envoya un Cheval mordu, disoit-on, de la Musaragne ou petite bête; enhardi par le succès dont je viens de parler, je n'ésitai pas à lui faire l'opération, il sortit des incisions que je fis, une grande quantité de lymphe coagulée, les vaisseaux lymphatiques étoient de même que les précédens, gros comme une plume à écrire; la lymphe qui en découloit étoit en partie jaunâtte, en partie mêlée de taches noires, il y avoit aussi beaucoup de cellules engorgées d'une lymphe épaissie, il coula pendant trois jours le long de la jambe des sérosités à la quantité à peu près de deux pintes & demi: la jambe qui avant l'opération étoit extrêmement grosse diminua peu à peu, ce Cheval eut pendant quatre jours une

une grande difficulté de respirer, lorsqu'on le promenoit; il lui prenoit un rallement, il ne pouvoit se soutenir, & toujours prêt à tomber, cependant malgré la violence du mal, il fut guéri au bout seize jours.

Le 27 Août suivant, il me vint un autre Cheval attaqué du même mal, appartenant à M. de Beaupré Conseiller d'Etat, il avoit les mêmes symptomes que ceux dont je viens de parler, excepté qu'il y avoit très-peu de vaisseaux lymphatiques remplis de lymphe coagulée & moins de sérosité dans le tissu cellulaire; cependant l'enflure étoit aussi considérable, ce Cheval fut remis au carosse au bout de dix-sept jours. J'en ai traité & guéri depuis, un appartenant à Madame la Marquise de Montade, un à M. de la Popliniere, un à M. Duperon Directeur de la Monnoye, & nouvellement un à M. Bouvard Médecin.

De tout ce que je viens de dire on peut conclure sans craindre de se tromper, que la cause de cette maladie est un vice de la lymphe; l'engorgement des vaisseaux lymphatiques, les cellules remplies d'une lymphe noirâtre coagulée & corrompue, l'inflammation qui cesse lorsqu'on a diminué l'étranglement des vaisseaux en donnant issue à la matiere qui les distendoit, enfin la guérison certaine qui suit l'opération ne laissent pas le moindre doute sur cette vérité. Ce n'est d pas à la Musaragne qu'on doit l'attribuer, la structure de sa gueule, & l'impossibilité ou elle est de mordre & de piquer, comme je l'ai prouvé ci-dessus, & comme je l'ai démontré devant M. le Président de Rosambaut, & devant M. le Procureur Général, en sont une preuve incontestable; si on ne s'en rapporte pas à moi, il est aisé de s'en convaincre par l'examen de ce petit animal qu'on peut voir dans un bocal au cabinet du Jardin du Roi, j'en ai aussi une chez moi.

C'est pour détruire ce préjugé dangéreux & pour être de quelque utilité au public, que je lui fais part de mes réflexions & de mes observations sur une maladie à laquelle on n'avoit jusqui-ci trouvé aucun remede. Voici le pansement convenable.

PANSEMENT.

Dès qu'on s'apperçoit de ce mal, il faut coucher le Cheval par terre, lui fendre la peau de toute la longueur de la tumeur & enfoncer le bistouri jusqu'aux muscles pour dégorger les vaisseaux & donner une issüe libre à la limphe qui y est contenuë: après que les sacrifications sont faites, il faut les bassiner avec de l'essence de thérébentine trois ou quatre fois dans l'espace de cinq ou six heures afin d'empêcher la gangrêne qui pourroit survenir; ensuite bassiner la playe avec de l'eau d'alibourre ou avec la teinture d'aloës, huit ou dix fois par jour jusqu'à guérison.

Dans le commencement il faut promener le Cheval cinq ou six fois par jour, quatre minutes à peu près chaque fois.

Lorsque la respiration est gênée il faut le saigner & lui donner des lavemens émolliens.

Si la jambe est bien grosse, il faut la frotter jusqu'en bas avec une décoction résolutive & émolliente cinq ou six fois par jour; dès que les incisions ne fourniront plus de sérosité, & que par conséquent la tumeur sera diminuée, il faudra lui faire prendre par la bouche un sudorifique pour pousser par la transpiration & les sueurs, les humeurs qui pourroient n'être pas entiérement sorties; il faut avoir attention dans ce cas de bien couvrir le Cheval & de le tenir en lieu chaud.

REGIME.

Les deux premiers jours il faut donner pour toute nourriture de l'eau blanche; les trois ou quatre jours suivant donner du son & un peu de foin, ensuite augmenter la nourriture à mesure que le mal diminue, & remettre enfin à la nourriture ordinaire lorsque le Cheval est guéri ou sur le point de l'être.

PRECAUTIONS.

Comme il est à craindre de couper, en

faisant les scarifications, la veine cutanée; qu'on nomme autrement crurale externe, qui se trouve au milieu de la cuisse; parce qu'on ne peut guere la voir ni la sentir à cause de l'inflammation, il est à propos de faire avant les scarifications une légature à la partie inférieure, ce que je fais observer parce qu'une partie des Maréchaux ne sachant pas la circulation font deux ligatures, l'une en haut & l'autre en bas; la premiere est tout à fait inutile.

Il peut encore arriver de couper quelqu'artere en faisant les scarifications quoiqu'on n'aille pas jusqu'aux muscles; dans ce cas il faut essuyer le sang autant qu'il est possible & appliquer à l'ouverture de l'artere le lycoperdon (voyez la planche) qu'il faut tenir dessus quinze minutes & pour plus grande sureté trente minutes; car quoique le lycoperdon ait la vertu d'arrêter l'hémorragie dans l'espace de quinze minutes comme j'en ai fait l'épreuve devant Messieurs Bouvard & Juissieux, Commissaires nommés pour examiner un Mémoire que j'ai donné là-dessus à l'Académie Royale des Sciences; il m'est arrivé lors du traitement du Cheval de M. Beaupré, de ne pouvoir arrêter l'hémorragie que dans l'espace de trente minutes, soit que je n'eusse pas pris toutes les précautions nécessaires, soit que la spongiosité du tissu cellulaire empêchât le point d'appui, ou plutôt que les sérosités qui découloient en quantité ayant mouillé le lycoperdon en eussent retardé l'effet. C'est ce qui m'oblige de recommander de l'appliquer pendant l'espace de trente minutes.

Extrait des Registres de l'Académie Royale des Sciences, du 23 Décembre 1757.

Nous avons examiné un Mémoire de M. Lafosse Maréchal des petites Ecuries du Roi, sur la Musaragne, *mus aranæus*, qui est un animal quadrupede, plus petit qu'une souris avec le museau fort allongé surtout par la machoire supérieure, les yeux forts couverts & forts petits, les pieds faits comme ceux de la taupe, ensorte que, commele dit fort bien M. Lafosse, il approche autant de la taupe que de la souris.

L'opinion vulgaire est que la morsure de ce petit animal est très-dangéreuse pour les Chevaux, qu'elle cause les plus grands accidens, qu'elle a été quelquefois suivie de la mort, & que l'on a été même obligé de prendre des précautions pour empêcher que ces petits animaux venant à se multiplier dans les écuries n'y fissent du ravage.

M. Lafosse convient que la Musaragne existe, elle est connue pour une espéce de souris, & M. Lafosse en a fait voir à l'Académie; mais il prétend que par la structure de sa gueule, la disposition de ses machoires & le peu d'ouverture qu'elles laissent entre elles, la Musaragne ne peut entamer le cuir du Cheval ni produire les maux dont on l'accuse. Il a d'ailleurs examiné avec les lumieres qu'on lui connoît, plusieurs Chevaux que l'on disoit avoir été mordu de la Musaragne, il décrit avec soin les symptomes de leurs maladies, & ils nous ont parû tels qu'on pouvoit raisonnablement présumer; ces Chevaux attaqués d'une fiévre inflammatoire, dont le dépôt critique se forme à la partie supérieure interne de la cuisse & au voisinage des glandes inguinales. Ce dépôt produit les effets d'un bubon aux émonctoires dont la matiere fait d'abord son ravage dans le tissu cellulaire. La maniere dont M. Lafosse a traité avec succès quelques Chevaux ainsi attaqués, est conforme à cette idée, il scarifie profondément la tumeur, ce qui dégorge les vaisseaux étranglés & procure une grande fonte de sérosités en joignant a cela le régime nécessaire & quelques sudorifiques, ces Chevaux ont été guéris.

L'observation de M. Lafosse, est d'autant plus intéressante, qu'à un préjugé assez généralement reçû sur la morsure de la Musaragne, se joint l'autorité de quelques Auteurs célébres dans l'Hippiatrique, entr'autres Soleisel & M. de Garsault. Ainsi l'Auteur rend au public par ſon Mémoire deux ſervices ; il déſabuſe de l'idée fauſſe de la Muſaragne, & il donne la méthode de guérir une maladie grave qu'on lui attribuoit mal à propos & qui reſſemble beaucoup à un bubon ou à un entrax malin.

Nous croyons que ſon Mémoire peut-être imprimé dans le Recueil des étrangers où il y en a déja d'autres du même Auteur. *Signé* MORAND, & BUFFON.

Je certifie l'Extrait ci-deſſus & de l'autre part conforme à ſon Original. A Paris ce 12 *Janvier* 1758. *Signé* GRAND-JEAN DE FOUCHI, *Secrétaire perpétuel de l'Académie Royale des Sciences.*

SECOND ABUS.

J'ai vu un Cheval à qui on avoit coupé la veine jugulaire, périr par la faute de l'Opérateur, qui ne connoiſſant pas aſſez la véritable circulation du ſang, fit une ligature à la partie inférieure au-lieu de la faire à la partie ſupérieure, d'où venoit le ſang. Pendant le tems qu'il mit à eſſayer de l'arrêter, dans l'endroit d'où il ne venoit pas, le Cheval périt.

J'ai vu faire la même faute ſur des Chevaux à qui on avoit coupé la veine ſaphenne ou du plat de la cuiſſe ; entre autres ſur un qui périt en lui barrant la veine, parce qu'on fit la ligature au-dessus, au lieu de la faire au-dessous. Ceux qui sont plus craintifs ont l'habitude de mettre deux ligatures & de les couper au milieu ; mais à quelque veine que ce soit, il n'en faut jamais qu'une.

TROISIEME ABUS.

On barre les veines pour différentes causes dans l'idée qu'elles portent des humeurs. J'ai vû barrer les jugulaires à des Chevaux qui sont devenus aveugles, & cela ne peut être que très-préjudiciable à toute autre partie, parce que l'on arrête le courant des liqueurs. Il y a quelque chose de plus, c'est que je suis absolument persuadé que cette opération indépendamment des accidens qui en surviennent est toujours inutile; car il est faux que ces veines portent la nourriture, comme les ignorans le prétendent, puisque l'on doit sçavoir que ce sont les artères.

QUATRIEME ABUS.

Lorsque les Chevaux sont fourbus, on arrête la circulation du sang, sans le sçavoir, par les ligatures qu'on leur met aux quatre jambes avec des liens de paille, ou du ruban, qu'on serre fortement, dans la crainte que la fourbure ne descende dans le sabot. J'ai vû des Chevaux à qui la gangrene causée par la compression, est venue à cette partie.

CINQUIEME ABUS.

C'eſt une très-mauvaiſe méthode de ſuſpendre les Chevaux qui ne peuvent ſe ſoûtenir ſur leurs jambes, attendu qu'ils s'abandonnent ſur les ſupentes, & la gangrene ſe met où elles portent. La raiſon en eſt bien ſenſible, c'eſt qu'elles arrêtent le cours des liqueurs.

SIXIEME ABUS.

Il y en a qui prétendent que les tranchées d'un Cheval ſont occaſionnées par des avives, & pour y remédier, on ouvre les glandes maxillaires qu'on nomme vulgairement avives, & ſouvent par cette ouverture on dédétruit les canaux maxillaires qui portent la ſalive à la bouche, & quelquefois il arrive que la plaie devient fiſtuleuſe & que cette liqueur ſe perd par cette ouverture au-lieu d'aller dans la bouche, & fait dépérir le Cheval.

SEPTIEME ABUS.

Il y en a qui ôtent le lampa ou la fêve. J'ai vu un Cheval à qui on n'a pas pû arrêter le ſang, & qui en eſt mort.

On fait cette opération dans l'idée que cette croiſſance de palais eſt contre la nature, on lui ôte un ou deux ſillons de ce palais qu'on dit être la fêve ou le lampa avec un fer rouge, & l'on fait par conséquent une plaie à cette partie. Il faut remarquer que pour ce qui est de la fêve ou lampa, tous les jeunes Chevaux, regle générale, doivent avoir le palais plein, du plus ou du moins, & quelquefois même le palais est plus saillant que les dents insicives, & à mesure que les Chevaux vieillissent le palais s'applanit & les dents saillissent.

HUITIEME ABUS.

Il y a des Chevaux qui se trouvent dégoûtés; on prétend que ces dégoûts viennent des surdents, c'est une pure imagination; car j'en ai vû plusieurs qui avoient les dents considérablement plus élevées les unes que les autres, & qui cependant broyoient au mieux les alimens. J'ai éprouvé qu'en voulant limer ces prétendues surdents, on ébranloit toute la machine supérieure & inférieure, & que même on y causoit assez souvent une inflammation par les secousses violentes du fer dont on se sert pour abbatre ces éminences; & cette opération loin de leur donner de la facilité à manger, les en empêche. J'ai vû même quelquefois des dents qui avoient été cassées net.

NEUVIEME ABUS.

On ne dénerfe au bout du nez pour différentes raisons qui ne tendent à rien & sont plus nuisibles qu'utiles. J'ai vû des Chevaux en devenir aveugles, d'autres en contracter la gangrene, & cela par la grande inflammation qui survient dans cette partie. Nos anciens prétendent que c'est un nerf qui prend son origine au bout du nez & s'étend jusqu'à la derniere vertebre du dos (erreur); car se sont deux muscles releveurs de la lévre supérieure, qui prennent leur origine & de leur attache à la partie inferieure ont l'os frontal, & vont se terminer au bout du nez, d'où il ne résulte qu'un tendon. L'opération consiste à faire une ouverture au bout du nez; à lever ce tendon avec la corne de chamois, & à couper ses deux muscles près de leur attache, en les rirant avec force au dehors, l'on fait cette opération pour différentes maladies.

DIXIEME ABUS.

Il y a, dit-on, des Chevaux qui ont le vertigot, à qui on perce le toupet & aussi la criniere près de l'occipital avec un fer rouge, ce qui attaque quelquefois le ligament cervical qui a son attache fixe à la crette postérieure de l'occipital. Cette opération se fait pour y détruire un ver vivant qui eſt ſans contredit une vrai chimere; car j'ai fait l'ouverture de pluſieurs de ces Chevaux attaqués (ſoi diſant) de cette maladie; je n'ai jamais vû de ver, ni n'ai vû perſonne qui m'ait dit en avoir trouvé; je penſe que ce mal n'eſt autre choſe qu'une inflammation au cerveau. J'ai vu un Cheval qui a guéri de cette inflammation, mais il fut incommodé pendant quatre mois du feu qu'on lui avoit mis, & ne pouvant plus porter ſa tête on l'abandonna. Je trouvai que le feu avoit détruit le ligament cervical, ce qui confirme ce que j'ai dit plus haut.

ONZIEME ABUS.

J'ai vû un Cheval à qui on avoit fourré un poireau dans la gorge, parce que l'on s'imaginoit qu'il avoit avalé une plume qui le faiſoit touſſer; on l'enfonça juſques dans la trachée artére, il y reſta quelques petites parcelles du poireau qui le fit touſſer encore davantage; on reprit un nerf de bœuf qu'on lui enfonça plus avant, & le Cheval étouffa: j'en fis l'ouverture, & je trouvai en effet des parcelles du poireau juſques dans les bronches du poumon.

Quant à l'idée que l'on a que la toux des Chevaux vient ſouvent d'une plume qu'ils ont avalée, elle eſt fauſſe, attendu qu'avant de parvenir dans l'Œſophage, elle eſt humectée par la ſalive qui eſt toujours très-abondante dans les Chevaux; j'en ai fait plus d'une fois l'expérience. J'ai donné à des Chevaux gourmands des plumes de différentes groſſeurs à manger dans du foin, qui ne leur ont fait aucun mal; ſouvent ils en mangent dans des fermes où il y a des poules, & il ne leur en arrive rien.

DOUZIEME ABUS.

J'ai vu un Cheval que l'on croyoit boiteux de l'épaule, & que l'on faiſoit marcher de force ſur la partie affligée en lui levant l'autre pied avec une corde & en lui attachant la jambe, ce qu'on appelle nager à ſec. Il parut quelque tems après une groſſeur à la couronne qui fit voir que c'étoit au pied que réſidoit ſa maladie, & que c'étoit mal à propos qu'on l'avoit forcé de marcher ſur la partie affligée. Ce Cheval au lieu d'avoir été ſoulagé reſta eſtropié.

TREIZIEME ABUS.

On fait tirer l'épine à des Chevaux boiteux dans la perſuaſion où l'on eſt que la tête de l'os fémur eſt ſortie de ſa cavité, & à deſſein par conſéquent de la leur remettre.

Suppoſons qu'elle en ſoit ſortie (ce que je n'ai pas encore vu) j'ai bien vu le fémur & ſa tête caſſée dans la cavité cotiloïde, & même les os des illes ; mais je n'ai jamais remarqué qu'il fût dérangé, & jamais perſonne ne m'a dit l'avoir vu ; dans cette ſuppoſition je ne crois pas qu'il ſoit poſſible de le remettre.

Tirer l'épine, c'eſt attacher une corde d'un bout au paturon de la jambe malade, & de l'autre à un arbre flexible, duquel on fait tirer le Cheval à coup de fouet. J'en ai vu qui boitoient peu, & qui après ce tourment ſont devenus plus boiteux & pour toute leur vie.

QUATORZIEME ABUS.

Pour les écarts & les efforts on attaque la peau, comme ſi elle étoit le ſiége du mal ; jamais on n'a vu boiter des Chevaux par des maladies de tégument, ſi ce n'eſt quelquefois par une corde de farcin, qui comprime le mouvement des muſcles, ou par quelques abcès qui peuvent s'y former.

Le remede à ces écarts & ces efforts, eſt de paſſer des ſétons entre la peau & les muſcles cutannées, ſoit de cordes ſimples ou mêlées de crin, ou de rubans, ou de cuir ; on met auſſi de la paille, des baguettes de boulleau, ou d'autre bois ; il y a un nombre infini d'autres remédes, mais qu'il ſeroit trop long de rapporter, qui tendent tous à exciter la ſuppuration en quelque partie, & ne produiſent d'autres effets que de faire ſouffrir le Cheval inutilement. Ces opérations doivent être regardées comme des eſpéces de cautere qui ne peuvent ſervir qu'à évacuer des humeurs.

Il m'eſt arrivé qu'un propriétaire me fit mettre le feu à ſon Cheval boiteux (comme cela ſe pratique encore) qu'il diſoit avoir fait un effort ; il me fit mettre une grande quantité de pointes de feu qui perçoient juſques dans les muſcles, il ſe forma une grande inflammation & l'animal devint plus boiteux qu'il n'avoit jamais été ; toute la cuiſſe devint aride, & en fut eſtropié pour toûjours. J'avois fait cette opération à regret ; mais il falloit contenter le propriétaire aux ordres de qui j'étois pour le moment.

QUINZIEME ABUS.

Il y a encore une méthode, qui eſt, ſelon moi, un autre abus, c'eſt de ſaigner au mois de Mai les Chevêux jouiſſans d'une parfaite ſanté. Je ne vois pas ſur quoi peut être fondée cette habitude, ſur-tout lorſqu'ils ſe portent bien, j'en ai vû pluſieurs en devenir malades.

J'ajoûterai une courte & derniere réflexion ſur les Chevaux qu'on dit être froids dans les épaules ou pris des épaules.

Je penſe que c'eſt dans les articulations du

pied, & non dans les épaules qu'il faut chercher les causes qui font boiter les Chevaux; ce qui ne laisse pas lieu de douter que l'origine de cette maladie ne soit uniquement dans les articulations, c'est qu'après avoir disséqué des Cevaux qu'on croyoit froids des épaules, j'ai trouvé que la synovie de l'articulation dans le sabot étoit diminuée & altérée; je crois que quand le Cheval a bien chaud, la sueur qui descend des épaules & du col jusques sur les jambes, à mesure qu'elle s'éloigne du tronc, se refroidit sur les extrémités inférieures, qui d'ailleurs ne peuvent pas être aussi chaudes que les muscles.

C'est à cette distance, à cette organisation, & au refroidissement de la sueur sur ces parties qu'on peut attribuer la diminution & l'altération de la sinovie, qui d'abord fait feindre & ensuite boiter le Cheval.

On peut prévenir ce mal en faisant marcher doucement au bout d'une course, pour le laisser refroidir peu à peu, jusqu'à ce qu'il soit bien ressuyé; on lui bouchonne les jambes, on le couvre & on le tient bien chaudement & au filet pendant une heure: on ne court point de risque à le mener à l'eau pour le laver, s'il est crotté, quoiqu'il soit en sueur; il faut seulement observer de ne pas le laisser boire, & de le faire promener avant que de le faire rentrer dans l'écurie pour qu'il ne se refroidisse froidiffe point fubitement : l'ufage de frotter les jambes avec un bouchon de paille eft falutaire, en ce que fon effet eft de ranimer les parties ; celui de les tenir chaudement l'eft auffi, en ce qu'il prévient la fouburе, la morve, & autres accidens.

SEIZIEME ABUS.

Il arrive que lorfqu'un Cheval eft trifte, à la tête pefante & que fouvent l'on croit qu'il veut jetter, on a pour habitude de lui mettre dans l'oreille du beurre frais ou de l'huile d'amande douce. Pratique premierement inutile parce que ces drogues ne peuvent point paffer la membrane communément appellée timpan ; & par conféquent entrer dans l'intérieur de la tête. D'ailleurs fouvent pernicieufe, parce que ces applications humectent & détendent la même membrane & dès-là peuvent priver l'organe de fes fonctions, & rendre le Cheval fourd ; ce que j'ai vû arriver.

DIX-SEPTIEME ABUS.

Un Cheval jette par le nez confidérablement, ou eft affecté d'autre maladie, pour y remédier on lui fait prendre des breuvages par le nez, ce qui eft inutile, ridicule & pernicieux tout enfemble, inutile & ridicule en ce que ce breuvage pris ainfi ne va point dans la tête comme le croyent ceux qui le donnent, mais prend sa route par les fosses nazales & peut tomber dans la trachée artère au-lieu d'entrer dans l'ésophage, & cette fausse route contraire à la nature suffoque souvent le Cheval.

DIX-HUITIEME ABUS.

Un Cheval est poussif, on croit le soulager en faisant des rossignols, c'est-à-dire un trou à la partie supérieure de l'anus, parce qu'on pense que la respiration vient du bas-ventre. Je conviens que cette pratique n'est point préjudiciable, mais outre qu'elle est tout-à-fait inutile, elle produit un effet bien désagréable faisant continuellemenr lâcher des vents au Cheval.

DIX-NEUVIEME ABUS.

On s'imagine qu'il est nécessaire pour délasser un Cheval, de le déferrer des quatre pieds, cela est inutile, il faut d'ailleurs observer que si le Cheval a le pied mauvais, ou la sole nouvellement parée, on risque que la corne ne s'éclate & de n'en pas trouver assez pour le réferrer.

VINGTIEME ABUS.

Un Cheval ayant des glandes sous la gavache ou le déglande, pour éviter qu'ils ne devienne morveux, cela n'a pas de fondement, attendu que ce n'est pas là le siége de la morve; de plus il arrive qu'en faisant cette opération on risque de couper l'artère maxillaire, dont il est difficile d'arrêter l'hémorragie, vû sa situation.

VINGT-UNIEME ABUS.

C'est aussi un abus de s'imaginer que le siége de la morve est dans les reins ou dans d'autres parties des viscères. Il est dans la membranne pituitaire comme je l'ai prouvé dans mon Traité de la Morve.

La matiere seroit inépuisable si je voulois m'étendre sur toutes celles qui sont l'objet de ce Livre; mais je laisse à mes Confreres plus lettrés & plus éclairés que moi à mettre au jour ce que je puis avoir oublié; j'espere que le peu de lumiere que j'ai répandue sur notre Art, qui est trop dans l'obscurité, les engagera à le perfectionner, & dans mon particulier, je déclare que j'aurai une obligation sincere, non seulement à ceux de ma Profession, mais encore à tous les amateurs de la Cavalerie, s'ils veulent bien me communiquer & me faire connoître mes erreurs, ainsi que leurs réflexions & leurs découvertes.

Il paroît que les Maréchaux d'Angleterre ne sont pas plus sçavans ni plus expérimentés que nous dans la connoissance de leur ſujet, & ſur-tout dans la circulation du ſang; ainſi que dans une infinité de maladies, où ils appliquent preſque toujours les mêmes remédes ſans diſcernement, & ſans s'appliquer à en connoître ſurement la véritable cauſe.

Voici comme s'en explique M. Bartheley Chirurgien de Londres, qui a donné cette année un Livre que j'ai fait traduire, & qui a pour titre : *Le Maréchal à l'uſage des Gentilshommes*, ou *Traité de pratique concernant les maladies des Chevaux*, dans lequel il a indiqué les meilleurs Auteurs qui ont écrit ſur cette matiere.

Il dit donc, Chapitre 4. qui traite des Fiévres, qu'il ne peut revenir de l'étonnement où il eſt que les Maréchaux ſoient ſi ignorans dans la connoiſſance du pouls. Voici ſes termes : « Une attention convenable au pouls, » eſt un article ſi important pour former un » jugement juſte dans les fiévres, qu'il paroîtroit ſurprenant combien il a été négligé, » ſi on ne ſe rappelloit pas que les Maréchaux » en général, ſont de ſi parfaits ignorans, » qu'ils n'ont pas la moindre conception de » la circulation du ſang, ni ne ſçavent pas » ſeulement faire la différence entre une veine » & une artère. Confierons-nous donc la ſanté » & la vie du précieux animal à de ſemblables gens ? »

IL eſt à propos d'inſtruire des accidens qui arrivent à l'occaſion de la ferrure.

1°. Le reſſerrement du pied, lorſqu'on le pare trop : voyez ce j'en dit ci-deſſus.

2°. Réduire le pied au point qu'on ne peut plus ferrer le Cheval ſans le rendre boiteux, ce qui arrive lorſqu'on abat trop de la muraille ſouvent pour rendre le pied petit & le réformer.

3°. Lorſqu'on chauffe la ſole avec le tiſonnier dans l'idée d'attendrir la corne pour la mieux parer.

4°. Echauffer & même brûler la ſole charnuë, ce qui arrive lorſque l'on tient le fer chaud trop long-tems ſur le pied. On ſoupçonne cet accident lorſque le Cheval retire ſon pied. Souvent on ne s'en apperçoit point dans le moment, parce que le Maréchal ayant appliqué le fer chaud aſſez longtems lâche le pied à terre avant que la chaleur ait pénétré juſqu'à la ſole charnuë ; mais il arrive que la ſole de corne étant échauffée, la ſole charnuë n'en reſſent l'impreſſion que lorſque le pied eſt à terre ; quelquefois dans ce dernier cas on ne s'en apperçoit qu'au bout d'un jour ou deux que le Cheval boite. Il eſt des bons principes de toujours déferrer un Cheval qui boite, quand il n'y a point d'ailleurs d'apparence de mal & lui parer le pied pour en découvrir la cauſe. Dans le cas du fer chaud trop longtems appliqué qui eſt celui dont je parle, on voit lorſqu'on pare, ſortir par les pores de la ſole de corne, une ſéroſité ou limphe qui vient de la ſole charnuë. Pour faire ſortir entiérement cette eau, mettez un plumaceau d'étoupes trempé dans de l'eſſence de thérébentine ſeulement: ſi le lendemain ou deux jours après le Cheval boite plus fort, il faut le redéferrer & lui réparer la ſole pour faire ſortir cette limphe, continuez d'imbiber trois fois par jour vos plumaceaux d'eſſence de thérébentine ſans cependant déferrer le Cheval. Le même remede, à la brûlure de la ſole charnuë cauſée par le tiſonier.

5°. Il arrive qu'en parant les pieds, ſoit faute d'attention de la part de l'artiſte ou parce que le Cheval aura remué, ou qu'il aura donné un coup de boutoir dans la ſole charnue, il ne faut pas tarder d'y remédier, il faut mettre ſur la coupure, un plumaceau d'étoupes chargé de thérébentine & faire enſorte de le bien contenir, crainte que la ſole charnuë ne ſurmonte la ſole de corne, ce qu'on appelle ceriſe, ſans quoi on eſt quelquefois obligé de de deſſoler le Cheval; ne levez l'appareil qu'au bout de ſept à huit jours, & panſer de deux jours l'un, ſans trop comprimer la plaie, & le Cheval ſera bientôt guéri.

6°. La compreſſion de la ſole par le fer qui porte deſſus. Il faut dans ce cas déferrer le Cheval & vouter le fer, enforte qu'il ne porte pas fur la fole. Faites marcher le Cheval & il n'en fera rien.

7°. La compreffion des talons, caufée par les fers de trop de longueur, ce qui occafionne les talons de porter fur les éponges. Dans ce cas il faut les rogner, voyez ce que je dis de la ferrure des talons foibles.

8°. Les fers trop voutés à des pieds foibles & combles, il faut leur mettre un fer à plat : voyez ce que je dis ci-deffus pour retablir les pieds combles.

9°. Si un des quartiers du pied eft foible comme il arrive fouvent qu'il l'eft au-dedans. Voÿez la ferrure des quartiers foibles.

10°. La compreffion du talon par l'éponge qui aura été trop longue & qui aura produit une blême. Voyez la ferrure des blêmes.

11°. Pieds gênés, cet accident eft caufé par un fer fort, pefant & étampé gras. Voyez ma ferrure aux pieds foibles.

Accidens qui arrivent en mettant les clous, ces accidens fe divifent en trois claffes.

1. L'encloueure.
2. La piquûre ou retraite.
3. Le pied ferré.

EXPLICATION.

Lorfque le clou refte dans la chair, c'eft là proprement l'encloueure.

Lorſqu'il eſt retiré au moment qu'il a atteint le vif, l'impreſſion qu'il a laiſſée s'appelle piquûre ou retraite.

Lorſque le clou au lieu d'entrer dans la muraille pénétre dans l'intervalle de la chair canelée & de la muraille, enſorte que par conſéquent il preſſe cette chair, c'eſt-là ce qui s'appelle le pied ſerré.

Ces accidens arrivent de vingt-un manieres, ſçavoir :

3. Concernant l'encloueure.

11. Les piquûres ou retraites.

7. Le pied ſerré.

ENCLOUEURE.

1°. L'encloueure arrive à l'occaſion des fers ſoit qu'ils ſoient étampés trop gras, ou qu'ils le ſoient trop maigres, le fer étant étampé trop gras ou attaché trop juſte, on ne peut empêcher en mettant les clous qu'ils ne percent la ſole charnuë & la chair canelée, de façon que les deux chairs ſont percées de part en part par le clous qui y demeure.

2°. Lorſque le fer eſt étampé trop maigre on eſt contraint de puiſer la pointe du clou pour aller chercher la bonne corne pour le brocher, il arrive alors que le clou étant trop avant, on prend la chair canelée avec la corne.

3°. Lorſque brochant un clou qui ſe trouve

pailleux, il s'ouvre & se fourche en traversant le sabot, une partie sort dehors & l'autre entre & reste dans la chair canelée; cet accident fait boiter le Cheval dès en sortant de la forge, mais il arrive quelquefois qu'on ne s'en apperçoit qu'après deux ou trois jours: en déferrant & en retirant le clou, le sang sort par en haut & par en bas. Je dis du sang; parceque le Cheval ne peut pas avoir le clou longtems dans le pied sans boiter & que la matiére ne peut pas s'y former en si peu de temps.

REMEDE.

Il faut faire une bonne ouverture la plus profonde qu'il sera possible; y mettre des tentes imbibées d'essence de thérébentine, & cela n'aura pas de mauvaises suites.

2. Piquûre ou retraite.

1°. Lorsque le fer est trop juste ou étampé trop gras, on ne piquera que la sole charnue, c'est une piquûre simple.

2°. Lorsque le cloud entre trop avant, il pique aussi la chair cannellée avec la sole charnuë.

3°. Quelquefois il arrive que le clou perce de part en part, on voit pour lors le sang sortir du côté de la sole & du côté de la muraille.

4°. Il se fait aussi des piquûres qui n'ofſenſent que la chair canelée, ce qui arrive lorſque le fer eſt étampé trop maigre, ou par défaut de corne, ce qui oblige à puiſer pour prendre la bonne corne, & fait piquer la chair canelée. On connoît par le mouvement du Cheval qu'il eſt piqué, alors on retire le clou : c'eſt-là ce qu'on appelle piquûre ou retraite.

5°. Il arrive que la pointe du clou n'ayant pas aſſez de force pour percer la corne au-dehors, il perce en dedans & pique la chair canelée.

6°. Il ſe fait une autre eſpéce de piquûre, lorſqu'un clou ſe caſſe en brochant & que la lame pique la chair canelée.

7°. Une autre eſt produite, faute de conduire le cloud juſqu'au moment qu'on ſent de la réſiſtance, laquelle eſt cauſée par la force de la muraille ; ce qui indique qu'on a gagné la corne externe & qu'on eſt prêt de ſortir dehors ſans accident. On s'apperçoit de celui-ci en mettant les clous, car alors le Cheval retire ſon pied, en ce cas il faut ceſſer d'enfoncer le clou, & faire attention ſi le clou ne pourra pas lui faire du mal ou non, car il y a des Chevaux qui tirent le pied chaque fois qu'on frappe ſur les clous, c'eſt ce qu'on appelle compter ; ſi l'on penſe que le clou ait fait du mal au Cheval il faut l'ôter & n'en point mettre à cet endroit, &

le Cheval ne boitera pas. Il en eſt de même ſi le clou avoit percé de part en part, ce dont on s'apperçoit lorſqu'en tirant le clou, le ſang ſort par en haut & par en bas. Le Cheval ne ſera pas boiteux pourvû que le clou ſoit arraché avant qu'il ſorte de la forge.

8°. Il arrive auſſi qu'un clou eſt pailleux, défaut dont on ne s'apperçoit point en le brochant; il fait deux lames, dont l'une entre quelquefois dans la chair canelée, & l'autre ſort dehors.

Si on s'apperçoit ſur le champ de cet accident, il ne faut qu'arracher le clou & il n'en eſt rien.

Si au-contraire la piquûre eſt faite plus intérieurement; que la pointe du clou ait gagné du côté de l'os du pied, il y a riſque qu'il s'y forme de la matiére, cependant il faut être sûr qu'il y en a avant de toucher au pied & on en ſera certain ſi, après avoir fait marcher le Cheval, il boite: en ce cas on le déferrera, l'on fouillera au fond de cette piquûre qu'on appelle communément retraite. Il faut mettre dans cette ouverture des tentes d'étoupes imbibées d'eſſence de thérébentine, panſer deux jours l'un le Cheval, il guérira promptement.

9°. En brochant, on rencontre quelquefois une ſouche qui eſt une portion d'un vieux clou qui renvoye le clou au-dedans & pique la chair canclée.

1°. Il se fait encore des piquûres en mettant des clous dans les vieux trous, faute d'attention à conduire le clou, ce qui fait une fausse route.

11°. Il arrive que brochant un clou, la partie inférieure se rompt dans la muraille, & pour lors la partie supérieure du clou étant toujours poussée & n'ayant pas de pointe qui puisse lui faire pénétrer un corp dur, elle entre dans la chair canclée.

Mais si la pointe du clou va piquer l'os du piee, il faudra que l'os sexfolée, alors il faut faire une grande ouverture pour donner aisance à l'équille de sortir. Il faut mettre dans l'ouverture des tentes d'étoupes, & dessus du digestif ou autres drogues; je dis autres drogues parce que chacun a sa façon d'employer les drogues; évitez cependant les corrosifs qui ne conviennent point dans cette partie; le Cheval sera guéri dès que l'éguille sera sortie, & en état de servir au-bout de douze ou quinze jours.

3. Pied serré.

1°. Lorsque le fer est étampé trop gras & qu'il est trop juste, le clou serre la chair canelée, arrête la circulation du sang, l'inflammation vient, après quoi la matiere se forme & quelquefois souffle au poil.

Déferrez le Cheval, mettez le fer au feu & l'élargiſſez, ce qu'on appelle mettre à ſon aiſe.

2°. Si le fer eſt trop juſte quoiqu'étampé maigre, les clous ſerrent la chair canelée.

3°. Si le clou eſt trop fort de lame, il ſerrera la chair canelée ſurtout à un pied foible.

4°. Si le clou coude en-dedans il fera le même effet.

5°. S'il ſe trouve une ſouche & que l'on mette un clou, la lame ou la ſouche preſſera la chair canelée & fera boiter le Cheval.

6°. Si l'étempure eſt grande & que la contreperçure ſoit à proportion, ſi on n'a pas l'attention de conduire ſon clou droit, au-lieu d'être ſur ſon plat, il le retourne de côté & preſſe la canelée.

Remede au pied ſerré.

Si vous vous appercevez que le Cheval boite ſortant de la ſorge, & que vous ſoyez ſûr de ne l'avoir pas piqué; frappez ſur les rivets du clou avec le brochoir, arrêtés vous, là où le pied paroît ſenſible & retirez le clou que vous ſoupçonnez & n'en remettez point à la même place. Il n'en arrivera rien; ſi le clou reſte du tems, il ſe formera de la matiere, & alors le Cheval boitera plus fort: quand on retire le clou, ſouvent la matiere ſort par en haut & par en bas. Il faut faire ouverture pour faire ſortir cette matiere, mettre un peu d'étoupes imbibées d'eſſence de thérébentine & faire marcher le Cheval ce qu'on fera ſans rique; ſi on ne fait pas d'ouverture à toutes les piquûres dont je parle, la matiere ſouffle au poil, parce que la matiere eſt ſans iſſue, & ſouvent des que le matiere à ſoufflé au poil quand l'os n'eſt point attaqué, ſouvent le Cheval guérit.

7°. On broche un clou, il ſe caſſe, on retire la partie ſupérieure, on laiſſe l'inférieur dans le pied, ne croyant pas qu'elle coude, cependant elle fait ſouvent cet effet & preſſe la chair canelée.

Le remede eſt de retirer dès qu'on s'en apperçoit, la partie du clou; ſi on ne peut pas la pincer avec les tricoiſes, il faut couper une partie de la corne avec le rogne-pied, pour aller gagner cette partie de clou.

Il arrive ſouvent que les Chevaux ſortant de la forge étant ferrés, boitent de différentes cauſes, ſans qu'on s'en apperçoive. Il faudroit pour bien faire dès que le Cheval eſt ferré, & ſurtout s'il a les pieds délicats, le faire troter pour voir s'il ne boite point, alors le mal ne deviendroit pas ſi grand; cela demande un peu de tems & ſouvent les cochers n'en ont pas plus qu'il ne leur en faut, joint à celui qu'ils emploient à attendre à pour prendre leur tour, quand ils ne ſont pas des premiers, ſans compter le tems que quelque-uns mettent à boire avec les garçons maréchaux, ce qui ſouvent leur trouble l'entendement & la vue & les met hors d'état de conduire leurs Chevaux & de les préſerver des accidens. Il n'y a pas encore longtems qu'il a falu remener les Chevaux d'un Cocher qui par cette même raiſon ne le pouvoit pas faire. Pour éviter ces inconvéniens, je proposerois d'en agir comme quelques-unes de mes pratiques, qui donnent à leurs Cochers de quoi boire pour les garçons Maréchaux, à condition que les Cochers ne boivent point avec eux : je dis de donner dequoi boire, parce que c'eſt un uſage que les garçons Maréchaux boivent avec les Cochers. Palfreniers, Poſtillons & Chartiers. Ce que je propoſe ne ſera pas bien aiſé à exécuter, j'en conviens, mais dès que cela ſera établi & que les Maîtres auront attention que la condition qu'ils impoſeront ſoit exécutée, les Cochers & autres ſeront ſur leurs gardes, & il en réſultera un grand bien.

J'ai oublié de dire que les fers à demicercle & accroiſſant incruſté, conviennent mieux aux pieds de devant que de derriere.

FIN.

www.ingramcontent.com/pod-product-compliance
Ingram Content Group UK Ltd.
Pitfield, Milton Keynes, MK11 3LW, UK
UKHW021103260726
13994UKWH00002B/686